Art in Motion

Art in Motion
Current Research
in Screendance

Art en mouvement
recherches actuelles
en ciné-danse

Edited by

Franck Boulègue, Marisa C. Hayes

Cambridge
Scholars
Publishing

Art in Motion: Current Research in Screendance / Art en mouvement : recherches actuelles en ciné-danse

Edited by Franck Boulègue, Marisa C. Hayes

This book first published 2015. The present binding first published 2015.

Cambridge Scholars Publishing

Lady Stephenson Library, Newcastle upon Tyne, NE6 2PA, UK

British Library Cataloguing in Publication Data
A catalogue record for this book is available from the British Library

ISBN (10): 1-4438-7413-2
ISBN (13): 978-1-4438-7413-7

TABLE OF CONTENTS/*SOMMAIRE*

I: Analysis and Discussion/*Analyses et discussions*

FOREWORD

This book contains a collection of papers presented at the first International Screendance Conference of the 2013 Festival International de Vidéo Danse de Bourgogne, and is unique in that it is the first volume of its kind in France. It is the brainchild of Marisa C. Hayes and Franck Boulègue, the festival's co-directors, who, through their passion for dance and film, launched the festival in 2009. Based in Le Creusot, in partnership with the city, la Communauté Urbaine Le Creusot-Montceau, and the département of Saône et Loire, the festival and its conference have since become one of the region's cultural highlights and bring together a growing number of screendance specialists and enthusiasts. Hayes and Boulègue were able to forge local partnerships that have provided an anchor for the event, but more importantly, they have not hesitated to think globally. The festival continues to expand its programming and has attained an important international standing.

I hope you enjoy this book and that the Festival International de Vidéo Danse de Bourgogne will continue for many more years to support screendance scholarship in France and beyond.

Philippe Baumel,
Member of Parliament,
Saône et Loire, France

PRÉFACE

Le livre que vous avez entre les mains est unique en son genre. Regroupant le contenu des conférences données lors du colloque de l'édition 2013 du Festival International de Vidéo Danse de Bourgogne, c'est en effet le tout premier ouvrage consacré en France à cet art à part entière. Comme le festival lui-même, qui vient de souffler ses six bougies, il est le fruit du travail de deux passionnés de danse et de cinéma, Marisa C. Hayes et Franck Boulègue. C'est par la force de leur conviction et de leur talent que le festival a vu le jour en 2009. Il s'est ensuite, millésime après millésime, profondément enraciné dans le paysage culturel régional. Au Creusot, le Festival de vidéo-danse, soutenu par la ville, par la communauté urbaine et par le département, fait désormais partie des incontournables, de ces temps forts qui marquent l'année et qui rassemblent toujours plus de spécialistes et de passionnés. Franck Boulègue et Marisa C. Hayes ont su nouer localement des partenariats qui ont assuré l'ancrage de leur manifestation, mais surtout, ils n'ont pas hésité à viser haut et à voir loin. C'est ainsi que leur festival n'a cessé de développer sa programmation et qu'il a atteint la dimension internationale qui est la sienne aujourd'hui. Il porte haut les couleurs de la Bourgogne dans de nombreux pays du monde, et il parle d'égal à égal avec des manifestations d'envergure organisées à Hong-Kong, aux USA ou ailleurs.

Fructueuse lecture, et longue vie au Festival International de Vidéo Danse de Bourgogne.

Philippe Baumel
Député de Saône-et- Loire

ACKNOWLEDGEMENTS

First and foremost, we wish to thank the contributors of *Art in Motion,* many of whom travelled long distances to present their research at the Festival International de Vidéo Danse de Bourgogne's first Screendance Conference; their diverse and valuable perspectives resulted in a rich atmosphere of exchange. This volume is an extension of that fruitful meeting and we are grateful to conference presenters for the additional time they have dedicated to preparing their papers for this publication. Two other individuals were instrumental in assisting with the development of this collection, Diana Heyne and Malcolm Tay. Their keen eyes and valuable feedback deserve special thanks. Our appreciation also goes out to contributors Stéphanie Herfeld and Sophie Walon for providing quality translations of their own texts, and to Emma Rock for additional assistance in preparing the book for print.

We would also like to express our gratitude to Commissioning Editor Sam Baker and Amanda Millar (Typesetting Manager) at Cambridge Scholars Publishing. Their patient and helpful guidance has certainly not gone unnoticed. This book's cover image features the following artists who graciously allowed us to share still photos of the segments they contributed to the international collective screendance project, *Sacre/ilège(s),* that received its premiere during the conference: Guy Wigmore, Masumi Saito, Maurice Lai, Scarlet Yu, and Diana Heyne.

Finally, we would like to acknowledge the individuals and organisations that contributed to the development and successful inauguration of the festival's Screendance Conference and related events. Our sincerest thanks to: Bernard Paulin and the City of Le Creusot, Pierre Buch and the Conseil Général de Saône-et-Loire, Philippe Baumel, Nicolas Villodre, Virginie Aubry, La Cinémathèque de la Danse, Numéridanse.TV/Maison de la Danse, Claude Thomas, Solange Vaudiau, Tom Boa Design Studio, Cinémage, Célia Deliau and l'ARC Scène Nationale, Milène Mariello and the Médiathèque of Le Creusot, and the CCM-Creusot-Montceau.

REMERCIEMENTS

Avant toute chose, nous souhaitons remercier les contributeurs d'*Art en Mouvement,* qui sont nombreux à avoir parcouru de longues distances afin de venir présenter leur recherche lors du premier Colloque du Festival International de Vidéo Danse de Bourgogne ; leurs perspectives diverses, de grande valeur, ont généré une riche atmosphère d'échanges. Cet ouvrage constitue une extension de ces rencontres fécondes et nous sommes reconnaissants aux intervenants du temps additionnel qu'ils ont dédié à la préparation de leur texte pour cette publication. Deux autres individus ont joué un rôle crucial dans le développement de ce recueil : Diana Heyne et Malcolm Tay. Leurs relectures et leurs retours avisés à propos de ces articles méritent des remerciements spéciaux. Nous tenons également à remercier Stéphanie Herfeld et Sophie Walon pour nous avoir fourni des traductions de qualité de leurs propres textes, ainsi qu'Emma Rock pour son aide.

Nous aimerions exprimer notre gratitude à Sam Baker (*Commissioning Editor*) ainsi qu'à Amanda Millar (*Typesetting Manager*) de « Cambridge Scholars Publishing ». Leur aide chaleureuse et continue n'est pas passée inaperçue. L'image de couverture de ce livre inclut le travail des artistes suivants, qui nous ont gracieusement permis d'utiliser des photos tirées des segments auxquels ils ont contribués pour *Sacre/ilège(s): Le Sacre du Printemps,* le projet collectif en vidéo-danse du festival, dont l'avant-première s'est déroulée lors de la conférence : Guy Wigmore, Masumi Saito, Maurice Lai, Scarlet Yu, et Diana Heyne.

Finalement, nous désirons dire merci aux individus et aux institutions qui ont contribué au développement et au succès de cette édition inaugurale du Colloque : Bernard Paulin et la Ville du Creusot, Pierre Buch et le Conseil Général de Saône-et-Loire, Philippe Baumel, Nicolas Villodre, Virginie Aubry, la Cinémathèque de la Danse, Numéridanse.TV/ Maison de la Danse, Claude Thomas, Solange Vaudiau, Tom Boa Design Studio, Cinémage, Célia Deliau, l'ARC Scène Nationale, Milène Mariello, la Médiathèque du Creusot, et la CCM-Creusot-Montceau.

INTRODUCTION

The following papers were presented at the Festival International de Vidéo Danse de Bourgogne's first annual Screendance Conference[1], held at Le Creusot's National Theatre, L'Arc Scène Nationale, in April 2013. Several additional contributions resulting in the festival's recent complementary activities, such as its *Screendance Studies* blog[2] and affiliated lectures, have also been included. We are extremely pleased that this collection has been released as a bilingual English/French language edition, reflecting the international nature of the festival and its community, while recognizing the role it serves in France, where it is the only festival solely dedicated to providing opportunities in screendance viewing, scholarship, and creation. This collection also allows French screendance scholars, many of whose research is presented here in English for the first time, to share their work with a wider audience.

Art in Motion is the title we have chosen for this collection, not simply because screendance is a form of art that combines layers of movement and choreography within the ever-expanding realm of moving images, but because it is a discipline that is continually on the move and in transition, traversing multiple geographic boundaries and technologies, among others. Screendance, throughout each era, continually responds to the materials and questions of its time, resulting in shifting, as well as entirely new, modes of artistic practice, audiences, and fields of inquiry. Of course this could be said of any art form, but in the case of screendance, its relatively recent increase in international scholarship and research opportunities, as well as global diffusion via the internet, underscore screendance's nomadic nature and reflect the growing international interest in an art form whose very name and definition remain the subject of evolving debates.

For its part, the Festival International de Vidéo Danse de Bourgogne, including its associated events and publications, supports a broad and inclusive definition of screendance that examines movement created specifically for the screen in many forms. These include recognizable depictions of diverse dance styles and somatic practices, as well as compositional studies of everyday objects and gestures, figurative or abstract, among others. The contributions included here represent screendance within this wide spectrum, while advancing arguments that may or not be shared by the festival itself, but reflect a range of current perspectives and areas of discourse. Some contributions demonstrate culturally specific or discipline-specific approaches to screendance, all of which can be of value in shaping the complex and multiple ongoing histories of the art form, whether this manifests in the reader's integration of, or divergence from, the research published here.

Readers will likely note the appearance of multiple terms used within the conference proceedings to describe the art of screendance, including *video dance*, *cinedance*, *dance for camera*, *dance film*, etc. While numerous English language scholars prefer the term *screendance*, many other languages do not have a convenient equivalent; this is apparent in our own festival's name and the current use of vidéo-danse or ciné-danse in France. For this reason, we have left each contributor's original terminology intact. While none of these terms are as inclusive as we might hope, it is important to remember that the international scholars presented here, regardless of the terminology they choose to employ (for which, in their own languages, they often have very specific reasons) actively advance a conceptual rather than a medium-specific approach to screendance, inclusive of diverse time periods and working methods that range from cinema screenings to digital installations.

We hope that this collection of conference proceedings will provide an engaging record of the discussions and debates that occurred during the Festival International de Vidéo Danse de Bourgogne's first annual Screendance Conference and that it will allow those who were unable to attend to explore the array of international perspectives and topics addressed.

Franck Boulègue and Marisa C. Hayes
Co-directors,
Festival International de Vidéo Danse de Bourgogne

Notes

[1] See www.videodansebourgogne.com for more information.
[2] Screendance Studies blog : www.screendancestudies.wordpress.com

INTRODUCTION

Les textes qui suivent ont été présentés au mois d'avril 2013 à L'Arc (Scène Nationale du Creusot) lors du premier colloque annuel de ciné-danse du *Festival International de Vidéo Danse de Bourgogne*.[1] Plusieurs contributions additionnelles, résultant des récentes activités complémentaires du festival - son blog « Screendance Studies»,[2] ses conférences associées - ont également été incluses.

Nous sommes ravis que ce recueil soit publié sous la forme d'un ouvrage bilingue anglais/français. Cela reflète ainsi la nature internationale du festival et de sa communauté, tout en témoignant du rôle qu'il joue en France, où il est le seul festival uniquement dédié à l'offre d'opportunités relatives au visionnage, à la recherche, ainsi qu'à la création en vidéo-danse. Cela permettra également aux chercheurs français en ce domaine, dont beaucoup présentent ici leur recherche en anglais pour la première fois, de partager leur travail auprès d'un plus large public.

Art en Mouvement est le titre que nous avons retenu pour ce livre - pas simplement du fait que la vidéo-danse est une forme d'art qui combine mouvement et chorégraphie au sein du domaine (en expansion constante) de l'audiovisuel, mais aussi car il s'agit d'une discipline qui est continuellement en transition, et qui traverse, parmi d'autres, de multiples frontières géographiques et technologiques.

La vidéo-danse répond à chaque époque aux techniques et aux questions de son temps, ce qui renouvelle constamment la pratique artistique, les publics, et les domaines d'investigation. On pourrait bien sûr en dire de même pour toute forme d'art. Mais dans le cas de la vidéo-danse, l'augmentation relativement récente de la recherche la concernant, de même que sa diffusion globale via l'Internet (qui facilite les opportunités de visionnage), les nouvelles méthodes de travail (les outils en ligne et l'Internet en tant que site de création), les candidatures internationales (aux différents festivals et plateformes), ainsi que la circulation des textes électroniques et des débats (blogs, articles de recherche, forums de discussion, etc.) ; soulignent sa nature nomade et reflètent l'intérêt global grandissant pour une discipline dont le nom et la définition sont toujours le sujet de bien des débats.

Le *Festival International de Vidéo Danse de Bourgogne* promeut pour sa part une définition large et inclusive de la vidéo-danse : un ensemble de mouvements créés spécifiquement pour l'écran (de la représentation de divers styles de danse et pratiques somatiques, jusqu'aux études compositionnelles d'objets de la vie de tous les jours) ; dépeints de manière figurative ou abstraite ; le tout explorant les vastes possibilités du mouvement créé à l'aide des outils de conception d'images (caméras, programmes de montage, diverses technologies de l'écran).

Les contributions incluses dans ces pages avancent des arguments qui peuvent être partagés ou non par le festival lui-même. Elles portent témoignage, quoi qu'il en soit, des points de vue et des grands courants qui opèrent au sein du microcosme actuel de la vidéo-danse. Certains textes reflètent ainsi des idées sur la vidéo-danse liées à une culture ou à une discipline spécifique. Elles sont toutes dignes d'intérêt dans l'élaboration en cours des histoires complexes et multiples de cette forme d'art. Libre ensuite au lecteur de les intégrer à ses connaissances, ou de prendre ses distances vis-à-vis d'elles.

On notera, au fil des pages, l'usage par les conférenciers de multiples vocables visant à décrire la discipline qui nous intéresse : vidéo-danse, ciné-danse, danse pour la caméra, film de danse, etc. Alors que la plupart des chercheurs de langue anglaise emploient le terme « *screendance* », beaucoup d'autres langues ne disposent pas d'un équivalent commode. Cela se reflète par exemple dans le nom de notre propre festival, ainsi que dans l'emploi actuel des termes « vidéo-danse » ou « ciné-danse » en France.

Aucun de ces mots n'est aussi inclusif que nous pourrions le souhaiter. Mais il est important de garder à l'esprit que les chercheurs internationaux présentés ici - quelle que soit la terminologie qu'ils choisissent d'employer (et pour laquelle, dans leur propre langue et culture, ils ont souvent de très bonnes raisons de procéder ainsi) - défendent une approche conceptuelle de la vidéo-danse plutôt qu'une démarche axée autour d'un médium. Leur recherche inclut diverses périodes historiques et méthodes de travail, qui vont des projections cinématographiques jusqu'aux installations numériques.

Pour conclure, nous espérons que ce recueil de conférences fournira un compte rendu intéressant des discussions et des débats qui se sont déroulés lors du premier Colloque du *Festival International de Vidéo Danse de Bourgogne*. Il permettra ainsi à ceux qui n'ont pas pu venir d'explorer l'éventail international des recherches et des sujets traités aujourd'hui en vidéo-danse.

Franck Boulègue et Marisa C. Hayes
Fondateurs et co-directeurs,
Festival International de Vidéo Danse
de Bourgogne

---

[1] Voir www.videodansebourgogne.com
[2] www.screendancestudies.wordpress.com

I:

ANALYSIS AND DISCUSSION/
ANALYSES ET DISCUSSIONS

SCREENDANCE SENSATIONS: MULTI-SENSORY EXPERIENCES IN THIERRY DE MEY'S SCREENDANCE

SOPHIE WALON

Screendance stands out as a highly sensory art form by focusing on dancerly movements (be they those of the performers or the camera), such as bodily states and interactions between both dancers and their environments, rather than on words and stories. Most works of screendance tend to develop alternative forms of dramaturgy that are heavily based on physical, kinaesthetic, tactile, spatial, rhythmic, and synesthetic sensations insofar as they do not rely on classic narratives or dialogue, that is to say, discursive material. This accounts for the multi-sensory experiences found in and induced by screendance, which can be thought of as an art of sensations, i.e. an art that addresses the senses in order to convey both physical and emotional effects and to *embody* visions of the world and human beings. Indeed, unlike mainstream film productions, which are usually bound to express characterisation and psychological development, as well as to unfold a rational, cause-and-effect driven narrative, screendance gives precedence to physical presence and somatic experiences. Also, unlike theatrical performances where dance is most often seen from a distance, which results in audiences perceiving the choreography as abstract designs and patterns, screendance tends to capture movements and bodies through a closer, more intimate lens that foregrounds sensory effects and affects.

In this essay, I will address the highly sensorial nature of screendance by focusing on the films of Thierry De Mey and the choreographers with whom he collaborates, particularly Anne Teresa De Keersmaeker. First, I will examine the choreographic, visual, and aural strategies that these screendance artists use in order to materialise the body on screen, i.e. to endow the as yet mediatised bodies with a strong physical presence that foregrounds physical and sensory 'events' on screen. I will then underscore how De Mey's works of screendance suggest qualities of movements and kinaesthetic sensations. Certainly, it is not surprising that

that most works of screendance convey or suggest kinaesthetic sensations as they display choreography. This said, I will explore examples of screendance in which this evocation of kinaesthetic qualities and sensations is so powerful that it induces a particularly strong kinaesthetic empathy and triggers somatic reactions in the viewer's body. I will argue that some works of screendance encourage a haptic regime of viewing and audition by suggesting multiple tactile sensations, particularly evoked through contact between the dancers and interactions with their environments. In a similar vein, I will underline some of the synesthetic effects that are to be found in screendance as a result of this sensorial wealth. My conclusion will point out how, far from being merely formalist and sensual, works of screendance do raise various issues and convey ideas, although they are often not addressed through articulated speech and dialogue, but are *embodied*, embedded in bodies, movements, and sensations.

Materialising Bodies on Screen: Foregrounding Sensory Effects and Affects

In order to bring sensations to the forefront in dance films, it is necessary to materialise the bodies on screen, i.e. to endow them with a strong physical presence. Screendance bodies are 'only' mediatised bodies, most often projected onto a flat screen in two-dimensional images, which entails the risk of not having as strong a sensory impact as dancing bodies 'in the flesh', that is during live performance. De Mey and the choreographers he collaborates with, among other screendance artists, thus use diverse choreographic, visual, and aural strategies to render the physical presence of bodies on screen, such as focusing on contact and interactive movements, (extreme) close-ups, specific camera positions, angles and heights, 'aural close-ups', sound design and effects, Foley, etc.

To begin with, one of the most efficient choreographic tools to underscore the physical and sensory qualities of the dance is to focus on forms of contact and interactions (between dancers or between the dancers and their space of action) and emphasise them through various filmic techniques. De Mey always shoots choreography in specific, sometimes interactive, environments with fixed wide-angle shots in order to clearly illustrate the physical interplay between bodies and the diverse spaces in which they move.

Moreover, he often uses the close-up to underline points of contact between the dancers' bodies, as well as between the dancers and their environments, which inscribes the sensorial dimension of these interactions. For instance, in *Love Sonnets*, a medium close-up of a dancer's feet walking on a mound of tiles and breaking some of them provides viewers with very specific feelings that draw on their sensory experiences and memories, such as the sensation of walking on unstable ground and fragile materials or the pleasure one takes in feeling his or her impact on the world. This is indeed another function of the use of close-ups in De Mey's films: to help the audience empathise with the dancers in a physical and sensorial mode rather than one that is psychological, social, or moral. In *Rosas Danst Rosas*, for example, the women's facial expressions, the impish looks they exchange, or hand gestures that betray their tension are revealed through close-ups that invite the viewers to relate to them on a sensorial and intimate level. Close-ups can also provide access to bodily and choreographic details that enhance the physical presence of the dancers on screen: in *Rosas danst Rosas* the close-ups on the girls' faces and hands display tension, while in *Fase*, the close-ups on the dancers' feet rubbing and flapping on the floor give the audience a feeling of the intensity, weight, and metronomic energy of their movements. Moreover, while dance in theatrical settings is most often seen from a distance, offering the audience an overall vision that tends to abstract the materiality of the dancing bodies, the close-up in screendance, by contrast, allows viewers to better perceive movement's physical and sensorial impact, as well as to empathise more with individual dancers as this shot illustrates the specificity of their bodies and faces, identifying their unique ways of moving. Camera position, angle, and height can also underscore the sensory qualities of dance. For instance, De Mey often positions the camera quite low to bring out the physicality of dance: 'The camera's position, especially the height from which you film is crucial. I do not want to film from an eye perspective, which intellectualises, I want a bodily one, a perspective that respects the dancer's centre of gravity: that is why I usually shoot dance at belly level'.[1]

In *Love Sonnets*, this low camera position results in a highly terrestrial film that focuses on the forms of contact between bodies and ground, on how the dancers and the mineral elements of the various environments they dance in (black coal heaps, hills of shattered tiles, rock quarries) mix and meet, act with, impact, and react to each other. The soundtrack is also used as a key to materialise the presence of the dancers on screen and to inscribe them more physically in their environments. Indeed, as screendance is often devoid of scenario and dialogues, sounds take on unusual prominence: they become salient and are more intensely perceived by the audience. Much more than in traditional films of fiction, they indicate a context, define the frame of action, are the bearers of a sensorial and emotional atmosphere and, thus, take on a central dramatic function. It is often through elaborate work with sound that De Mey delivers the physical presence of bodies on screen: using Foley to enhance the sound effects of the dancers' breathing and shortness of breath, to heighten the sound of steps on the ground so as to underscore the body's contact with and impact on space, and others. In *Love Sonnets*, aural emphases and close-ups heighten the sensorial impact of bodies falling on sandy ground and brushing off its residue, coal crunching, or the tiles breaking in a musical clamour beneath the steps of the dancers. These 'materialising sound indices'[2] make palpable the materiality of the dancers' bodies, movements and interactions with each other, as well as with space, and participate in bringing out sensory effects.

Suggesting Kinaesthetic Qualities and Inspiring Kinaesthetic Empathy

By bringing screendance's sensorial and sensual impact to the fore, De Mey's films offer viewers multi-sensory experiences with an emphasis, of course, on kinaesthetic sensations. As mentioned previously, it is logical that most works of screendance suggest kinaesthetic sensations as, by nature, they feature choreography. However, it is worth focusing on a few examples during which these kinaesthetic sensations are heightened, either because they are unusual, hence striking, or because they are intensified by screendance strategies in order to induce a particularly strong kinaesthetic empathy that triggers somatic reactions in the viewer.

A striking example of heightened kinaesthetic sensations is found in *Rosas danst Rosas*. Due to the throbbing rhythm of the music and the dance, the relentless heady repetitions of certain movement sequences, in addition to their speed (increased in the film occasionally through the use of accelerated editing), the film induces viewers to physically experience the kinaesthetic qualities of this strongly structured yet playful dance. Similarly, in *Fase*, the two female dancers and their series of endlessly repeated and hypnotic movements, combined with the obsessive music, inspire the audience with corporeal sensations of flowing qualities, kinaesthetic trance, and physical exhaustion. Drawing on sensorial memory, the kinaesthetic empathy generated by these works of screendance enables viewers to feel the qualities of the movements in their own bodies, on a muscular and visceral level: it is, ultimately, an invitation to dance.

Intensified or more unusual physical and kinaesthetic sensations can also be induced by singular spaces in De Mey's dance films. For example, in *Prélude à la mer*, the qualities of the movements (sometimes cat-like and supple, sometimes stately and slightly hieratic) are enhanced and made extremely distinct by the flat, unobstructed location–the dried-out Aral Sea–that increases the visual impact of each step. The space induces here a 'hyper-radiance' of the movements.[3] Furthermore, certain sites in De Mey's films convey a sense of immensity and vertigo that could not be achieved in theatrical settings. In *Prélude à la mer*'s opening sequence, the seemingly endless tracking shot that travels along the arid site relinquished by the Aral Sea makes the viewer feel its immensity. In this vast, empty, and boundless open space, the lack of landmarks provokes a feeling of disorientation and a sort of horizontal vertigo. Additionally, in the final six-minute sequence of *Dom Svobode*, shot by De Mey, the sheer rocky cliff conveys a more literal sense of vertigo, as the dancers must defy the laws of gravity by moving perilously along the cliff (with the help of a rigging system). The camera's viewpoint, filmed from the opposite cliff, heightens the sense of danger and makes viewers dizzy by turning their points of reference upside down, especially as the camera alternates long, medium, and medium close-up shots at a rapid pace.

Contrary to most conventional film productions, De Mey's works of screendance engage and affect their viewers physically, inducing specific, sometimes unusual corporeal states and kinaesthetic sensations. In fact, many fictional films overlook the body and only feature characters (rather than bodies) that audiences might identify with on a psychological, social, or ideological level, but seldom in a physical sense. Indeed, in most narrative motion pictures, all the filmic components (dialogue, characters, and editing) tend to be reduced to the role they play in the plot development, to the detriment of the physical and sensorial impact they could have. Instead, screendance promotes other forms of identification such as physical, sensorial, and kinaesthetic, that create original, more embodied experiences for the viewer.

Tactile Sensations and Synesthetic Experiences

De Mey's films also suggest a plethora of tactile sensations, especially through the rich interactions between the dancers and their space of action.

For instance, *Prélude à la mer* evokes the rough texture of the vast, sandy expanse of the dried-out Aral Sea by capturing striking visuals of its crumbly and rocky ground, cracked by dryness in places. The sounds produced by the dancers, as they walk on all fours, roll-up, and rub their bodies on the ground, also suggest its dry qualities and roughness. In *Rémanences*, the traces left by a dancer's body on the ground, which are captured by a thermal camera, provide a sense of the distribution of weight and warmth in her body and suggest the nature of her contact with the ground (prolonged, stressed, and heavy). Additionally, *Fase*'s third sequence focuses on the tactile pleasure De Keersmaeker takes in inscribing the mark of her movements on the sandy ground.

Movements, images, sounds, and spaces thus take on tactile qualities in De Mey's works of screendance. This can be partly explained by the fact that he fully draws on the capacity of images and sounds to evoke the other senses, particularly that of touch. His films seem to invite the audience to adopt at times a 'haptic visuality' and a 'haptic hearing' that encourage a mode of visual and aural perception that is akin to the sense of touch, through which the viewer's gaze and audition become responsive to qualities that are usually created through physical contact with the skin.[4]

By the same token, many synesthetic effects are to be found in De Mey's dance films: indeed, as I have just discussed, although screendance is an audio-visual art form, it can suggest a myriad of sensations that are usually experienced through other senses, such as those of touch, as well as smell and taste, in addition to other more diffuse or less easily established sensations such as balance, weight, fatigue, temperature, scale, distance, and texture. For example, the heightened sound of the dancers' breathing and panting can suggest sensations of effort, exhaustion (*Fase*), or sexual arousal (*Rosas danst Rosas*). In this vein, in *Rosas danst Rosas*, the amplified echo of the dancers' steps on the ground suggests the vastness of the building as well as its bareness and austerity. In *Love Sonnets*, the sound of the dancers falling gives a sense of their weight, the loud noise of tiles breaking under their feet conveys an impression of their strength and energy, while the vision of dust lifted by the performers' movements suggests their velocity. In *21 Etudes à danser*'s study n°17, 'glissandi', the dancer explores a disturbed sense of balance due to an extremely slippery floor that induces different kinaesthetic qualities. In *Prélude à la mer*, the female dancer progressively appears after the long opening forward tracking shot that first captures her as a small dot: this gives the viewer a sense of scale as the apparent smallness of the dancer suggests the immensity of the space.

De Mey's films also seem to promote a system of sensory correspondences: in *Fase*'s third sequence, De Keersmaeker's circular movements find a visual transcription in the rosaceous-patterned traces left on the sandy ground. In *Musique de table*, particular sounds match specific movements of the hand choreography. In *Tippeke*, a film in which De Keersmaeker recounts snippets of an old Flemish nursery rhyme, there is a corresponding danced movement for each key word, a harmonic colour for each main idea, and a specific way of executing and combining different sound elements (voice, cello, ambient sounds, etc.) for each type of discourse in the nursery rhyme (affirmative, questioning, negative).[5] Therefore, just as screendance is a hybrid art form, the film creates hybrid sensory experiences that invite viewers to appreciate screendance with all their senses.

Embodied Thoughts: Embedding Stories and Discourses in Bodies and Movements

In De Mey's screendance, feelings, stories, discourses and ideas are not expressed through words but embedded in the flesh of the dancers, in their movements and gestures, in the specific sensations they experience and communicate to the audience, in their distinct relationship to their environments, as well as in the filmic techniques and strategies used by De Mey to convey or heighten these expressive materials.

First, as for how bodies, movements, and sensations can suggest stories and discourses, *Rosas danst Rosas* is of exemplary relevance. The film succeeds in evoking the women's rebelliousness, as well as their sexual drive and frustration, through their movements and the way they are underscored on screen using filmic techniques and strategies. The women are seen exchanging knowing mischievous looks, compulsively touching their groins, running their hands through their hair, pulling down their tops to reveal their shoulders and cleavage, and tossing their hair. These movements betray a sexual tension all the more in that De Mey cinematographically enhances them as he captures these gestures and physical details through close-ups and repeats them multiple times throughout the film's editing. In the same vein, the sound of the women panting, heightened by De Mey in post-production through aural close-ups and superimpositions, also hints at their sexual arousal.

However, their impish attitude and sensual desires seem to be frustrated in this environment, a space that calls for order and discipline as suggested by the women's uniforms. The location of the film, an austere school, adds layers of signification to this: the massive, disciplinary architecture of the building and the feeling of rigour and authority that it emanates clearly seems to weigh down the women's bodies and to repress their rebellious and sexual leanings. There is a prison-like feel about the coldness of this vast geometric and square-patterned building as well as its many bars. The transparent glass structure featured in most of its rooms seems to enable a better surveillance and control of its residents. Again, this finds an echo in the filming techniques used by De Mey: the long tracking shots in the corridors, the circular dolly shots in the classroom where the girls are seated, and the long sequence shots also seem to embody a ubiquitous surveillance and controlling entity that heightens the feeling of repression conveyed by the film.

In this film, movements, space, filmic strategies, and the resulting sensations are the bearers of a micro-fiction; that of sexual and insubordinate desires repressed by an exterior authority, which, although unwillingly, the bodies seem to internalise. Feelings, stories and discourse are thus embedded in the flesh of the dancers, in their choreographic movements and gestures, in the particularity of the space, and in the filmic treatments of these components. Consequently, this film, as with many other works of screendance, can be read as a form of embodied or sensory thought.

Conclusion

De Mey and other screendance artists' emphasis on physical and sensory experiences makes screendance stand out as a highly sensorial art form. By exploring the screendance medium as one of the senses, that is to say, as a privileged site for capturing, suggesting, and addressing sensations, De Mey's dance films touch their audience physically as well as emotionally, as their heightened sensoriality invites viewers to experience screendance with the whole of the their body and senses. Moreover, De Mey's works of screendance also touch viewers intellectually as their sensory wealth can convey embodied stories and discourses that are embedded in the bodies, movements, relationships to space, and in the very texture of the films' images and sounds.

Notes

[1] De Mey, Thierry. Interviewed by Sophie Walon. Personal interview.
[2] Michel Chion, "Audio-vision: Glossary", accessed December 19, 2013, http://www.michelchion.com/glossaire/michel-chion-glossaire.pdf
[3] Camille Guynemer, "Mouvement intérieur", *Mouvement*, n°59 (2011): 5.
[4] Martine Beugnet, *Cinema and Sensation: French Film and the Art of Transgression* (Edinburgh: Edinburgh University Press, 2007), 66.
[5] Thierry De Mey, quoted by Charlotte Imbault, "Lieux d'être", *Mouvement*, n°59 (2011): 30.

Ciné-danses et sensations : expériences multisensorielles dans les films de danse de Thierry De Mey

Sophie Walon

Parce qu'elles se concentrent sur des mouvements chorégraphiés (ceux des danseurs mais aussi de la caméra), des états de corps, des interactions physiques entre les danseurs et leurs environnements, plutôt que sur des histoires et des dialogues, les ciné-danses apparaissent comme une forme d'art éminemment sensorielle. La plupart des ciné-danses tendent à développer des formes dramaturgiques alternatives qui se fondent largement sur des sensations – physiques, kinesthésiques, tactiles, spatiales, rythmiques et synesthésiques – dans la mesure où ce genre ne repose pas sur des formes narratives et dialogiques classiques, c'est-à-dire sur des matériaux linguistiques et discursifs et donc purement intellectuels. Cela explique la nature multisensorielle des expériences offertes par la ciné-danse qui se distingue ainsi comme un art des sensations, c'est-à-dire un art qui s'adresse aux sens pour provoquer des effets à la fois physiques et émotionnels et pour *incarner* certaines visions du monde et des êtres. En effet, contrairement aux productions cinématographiques grand public qui doivent créer des personnages à la psychologie identifiable et développer des formes de narration rationnelles, basées sur des relations logiques de cause à effet, les ciné-danses cherchent surtout à filmer la présence physique des danseurs et à restituer leurs expériences somatiques. De même, contrairement aux spectacles de danse représentés sur les scènes de théâtre où les chorégraphies sont le plus souvent vues à distance et donc, d'une certaine manière, perçues comme des enchaînements de formes et de dessins relativement abstraits, les ciné-danses tendent à filmer les mouvements et les corps de manière plus rapprochée et plus intime, ce qui favorise des effets et des affects plus sensoriels.

Dans cet essai, j'examinerai la nature éminemment sensorielle des ciné-danses en appuyant mes analyses sur les films de Thierry De Mey et des chorégraphes avec lesquels il collabore (notamment Anne Teresa De Keersmaeker). Premièrement, j'analyserai les stratégies chorégraphiques, visuelles et sonores que les artistes de ciné-danses utilisent pour matérialiser les corps à l'écran, c'est-à-dire pour restituer la présence charnelle de ces corps technologiquement médiatisés afin de mettre en relief les « événements » physiques et sensoriels à l'écran. Deuxièmement, je soulignerai comment les ciné-danses de De Mey suggèrent des qualités de mouvement et provoquent des sensations kinesthésiques. Certes, il semble évident que la plupart des ciné-danses véhiculent des sensations kinesthésiques puisqu'elles filment des chorégraphies. Toutefois, j'étudierai quelques exemples de ciné-danses dans lesquelles l'attention singulière portée aux qualités des mouvements est si évocatrice qu'elle induit une empathie kinesthésique particulièrement forte et provoque des réactions physiques chez les spectateurs. Je montrerai ensuite comment certaines ciné-danses encouragent un régime haptique de vision et d'écoute en suggérant diverses sensations tactiles, notamment à travers les contacts entre les danseurs et leurs interactions avec leurs environnements. Dans cette perspective, je mettrai en évidence certains effets synesthésiques qui résultent de cette richesse sensorielle des ciné-danses. Enfin, je tâcherai de démontrer que, loin d'être une forme d'art purement formaliste et sensorielle, les ciné-danses soulèvent des questions et véhiculent des idées, bien que ces dernières ne soient pas exprimées à travers des discours articulés, des dialogues ou des histoires, mais *incarnées, incorporées* dans les corps, les mouvements et les sensations des danseurs.

Matérialiser les corps à l'écran : une condition pour la création d'effets et d'affects sensoriels

Pour mettre en relief des effets de nature sensorielle dans les films de danse, il est nécessaire de matérialiser les corps à l'écran, c'est-à-dire de les doter d'une forte présence physique car les corps dans les ciné-danses sont « seulement » des corps médiatisés, des corps projetés sur un écran plat, dans des images bidimensionnelles : ils courent donc le risque de ne pas avoir un impact sensoriel aussi puissant que les corps dansants « en chair et en os » des performances scéniques ou *live*. Tout comme d'autres créateurs de ciné-danses, De Mey et les chorégraphes avec lesquels il collabore recourent ainsi à diverses stratégies chorégraphiques, visuelles et sonores afin de restituer la présence physique des corps à l'écran : attention particulière aux contacts entre les corps, (très) gros plans, angles de vue, position et hauteur de caméra spécifiques, motifs, effets et « gros plans » sonores, bruitages, etc.

Tout d'abord, l'un des moyens les plus efficaces pour souligner les qualités physiques et sensorielles d'une chorégraphie consiste à se concentrer sur toutes les formes de contacts et d'interactions (entre les danseurs eux-mêmes ainsi qu'entre eux et leur sphère d'action) et de les mettre en relief à travers diverses techniques cinématographiques. De Mey et les chorégraphes avec lesquels il travaille mettent toujours en scène la danse dans des environnements spécifiques, parfois interactifs, et utilisent beaucoup de plans larges et fixes afin de montrer clairement les rapports physiques entre les corps et les divers espaces dans lesquels ils évoluent.

De plus, De Mey utilise souvent le gros plan pour souligner les points de contact entre les corps des danseurs ainsi qu'entre les danseurs et leurs environnements afin d'insister sur la dimension sensorielle de ces interactions. Par exemple, dans *Love Sonnets*, un plan rapproché montre les pieds d'un danseur gravissant un tas de tuiles qui se brisent sous son poids : ce court passage évoque aux spectateurs des sensations très particulières qui convoquent leur mémoire et leurs expériences sensorielles (la sensation de marcher sur un sol instable et des matériaux fragiles, le plaisir de sentir son action sur le monde, etc.). C'est là, en effet, une autre fonction de l'usage du gros plan dans les ciné-danses de De Mey : encourager les spectateurs à s'identifier aux danseurs non pas sur un mode psychologique, social ou moral, mais physique et sensoriel. Dans *Rosas danst Rosas*, par exemple, les expressions des femmes, les regards espiègles qu'elles échangent ou encore les gestes qu'elles esquissent avec leurs mains et qui trahissent leur tension sont révélés à travers des gros plans qui invitent les spectateurs à adopter un régime d'empathie sensible et intime. Les gros plans permettent également de saisir des détails physiques et chorégraphiques qui intensifient la présence charnelle des danseurs à l'écran : ainsi, dans *Rosas danst Rosas* les gros plans sur le visage et les mains des jeunes femmes révèlent leur crispation, tandis que dans *Fase*, les gros plans sur les pieds des danseuses qui frottent et frappent le sol communiquent aux spectateurs l'intensité, le poids et l'énergie métronomique de leurs mouvements. Alors qu'au théâtre ou à l'opéra, les chorégraphies sont le plus souvent vues à une certaine distance, offrant au public une vision d'ensemble qui a tendance à abstraire la matérialité des corps ; dans les ciné-danses, au contraire, les gros plans permettent aux spectateurs de mieux apprécier l'impact physique et sensoriel des mouvements et d'identifier davantage les particularités de chaque danseur car le gros plan donne accès aux singularités de leur corps et de leur visage et à leur façon unique de danser. Les angles de vue, la position et la hauteur de la caméra représentent également des outils importants dans la mise en valeur des qualités sensorielles d'une chorégraphie. Par exemple, De Mey place souvent sa caméra assez bas pour faire ressortir la dimension physique de la danse : « La position et surtout la hauteur de la caméra sont cruciales. Je ne veux pas filmer à la hauteur du regard car c'est une perspective qui intellectualise, or je veux une perspective physique, qui respecte le centre de gravité des danseurs : c'est pourquoi je tends à filmer la danse à hauteur du ventre ».[1] Dans *Love Sonnets*, cette position basse de la caméra donne au film une dimension fortement tellurique car elle permet d'insister sur l'ancrage des danseurs dans le sol et sur les points de rencontre entre les corps et les divers environnements dans lesquels ils (ré)agissent (amas de charbon, monticules de tuiles brisées, carrières de pierre).

La bande son joue également un rôle clé pour matérialiser la présence des danseurs à l'écran et les inscrire physiquement dans leurs environnements. En effet, comme les ciné-danses sont souvent dépourvues de scénario et de dialogue, les sons y ont une grande importance : ils prennent un relief inédit et sont plus intensément perçus par les spectateurs. Bien plus nettement que dans la plupart des films de fiction, ils indiquent un contexte, définissent le cadre de l'action, sont porteurs d'une atmosphère sensorielle et émotionnelle et revêtent, par conséquent, des fonctions dramatiques majeures. C'est souvent à travers un important travail sur le son que De Mey parvient à communiquer la présence physique des corps à l'écran : il rebruite certaines séquences pour souligner les effets sonores de la respiration et de l'essoufflement des danseurs, il accentue les bruits de pas sur le sol pour mettre en évidence les contacts et les impacts des corps dans l'espace, etc. Dans *Love Sonnets*, des effets et des gros plans sonores renforcent le choc des corps des danseurs qui chutent sur un sol caillouteux et des tuiles qui se brisent dans un fracas musical sous leurs pas. Ces « indices sonores matérialisants »[2] rendent palpables la matérialité du corps des danseurs, de leurs mouvements et de leurs interactions et participent à la construction d'effets sensoriels.

Filmer des qualités de mouvement et susciter une empathie kinesthésique

En mettant en avant l'impact sensoriel et sensuel des ciné-danses, les films de De Mey offrent aux spectateurs des expériences multisensorielles, avec bien sûr un accent sur les sensations kinesthésiques. Certes, comme je l'ai déjà mentionné, il est logique que la plupart des ciné-danses suggèrent des sensations kinesthésiques puisque cette forme d'art s'attache, par nature, à filmer la danse. Cependant, il est intéressant de se concentrer sur quelques exemples de ciné-danses dans lesquelles ces sensations kinesthésiques sont exacerbées, soit parce qu'elles sont inhabituelles et donc frappantes, soit parce qu'elles sont accentuées par des stratégies « choré-cinématographiques » qui produisent une empathie kinesthésique et des réactions somatiques particulièrement vives chez les spectateurs.

Rosas danst Rosas offre des exemples frappants de sensations kinesthésiques intensifiées : le rythme lancinant de la musique et de la danse, la répétition implacable et grisante de certaines séquences chorégraphiques et leur rapidité d'exécution (parfois soulignée par un montage accéléré) font que les spectateurs ressentent dans leur chair les qualités kinesthésiques de cette danse extrêmement structurée mais ludique. De même, dans *Fase*, les boucles hypnotiques de mouvements que répètent sans cesse les deux danseuses sur une musique obsessionnelle suggèrent aux spectateurs des sensations physiques de fluidité, de transe et d'épuisement. En convoquant leur mémoire sensorielle, l'empathie kinesthésique qui est suscitée par ces ciné-danses invite les spectateurs à ressentir la danse dans leur corps à un niveau musculaire et viscéral ; c'est en définitive une incitation à la danse.

Des sensations physiques et kinesthésiques exacerbées ou inhabituelles peuvent aussi être provoquées par les espaces singuliers que De Mey choisit pour ses films. Par exemple, dans *Prélude à la mer*, les qualités des mouvements exécutés par les danseurs – tantôt souples et félins, tantôt altiers et un peu hiératiques – sont soulignées, rendues plus lisibles par le paysage plat et dégagé de la mer d'Aral (aujourd'hui largement asséchée) qui augmente l'impact visuel de chaque mouvement. L'espace génère ici une « hyper-radiance » des mouvements.[3] En outre, les environnements dans lesquels le réalisateur met en scène les danseurs donnent parfois une impression d'immensité et une sensation de vertige qu'il serait difficile de faire naître dans un espace scénique. Dans la séquence d'ouverture de *Prélude à la mer*, un très long travelling avant parcourt le site aride abandonné par la mer d'Aral, comme pour nous faire sentir ses dimensions infinies. Dans cet immense espace vide et sans bornes, l'absence de tout repère induit un sentiment de désorientation, d'égarement et même une sorte de « vertige horizontal ». Dans le même esprit, la falaise rocheuse et escarpée sur laquelle évoluent les danseurs dans la spectaculaire séquence finale de *Dom Svobode*, filmée par De Mey, provoque un vertige du vide.

En effet, les danseurs doivent défier les lois de la gravité en se déplaçant périlleusement le long de la falaise (à l'aide d'un système de cordage). Le point de vue de la caméra qui filme la scène d'en face depuis une autre falaise intensifie ce sentiment de danger et laisse les spectateurs étourdis en bouleversant leurs points de référence, surtout que la séquence alterne à un rythme très vif plans d'ensemble, plans moyens et plans rapprochés.

Contrairement à la plupart des films grand public, les ciné-danses de De Mey engagent et affectent leurs spectateurs physiquement, induisant des états de corps et des sensations kinesthésiques spécifiques voire insolites. De fait, la grande majorité des films de fiction s'intéressent très peu au corps et se contentent de filmer des personnages (plutôt que des « corporéités ») avec lesquels les spectateurs peuvent s'identifier à un niveau psychologique, social ou idéologique mais rarement sur un mode plus sensible et physique. En effet, dans la plupart des films narratifs, les composants filmiques (dialogues, personnages, montage, etc.) ont tendance à être annexés au développement d'une histoire au détriment des effets artistiques, physiques et sensoriels qu'ils pourraient produire. A l'inverse, les ciné-danses développent d'autres formes – physiques, sensorielles, kinesthésiques – de dramaturgie et d'empathie qui génèrent des expériences originales, plus incarnées, pour les spectateurs.

Sensations tactiles et expériences synesthésiques

Les ciné-danses de De Mey suggèrent également une multitude de sensations tactiles, notamment à travers les riches interactions entre les danseurs et les divers environnements dans lesquels ils se meuvent. Par exemple, *Prélude à la mer* évoque la texture rugueuse des grandes étendues sèches et sableuses de la mer d'Aral en filmant avec attention le sol friable, caillouteux et même craquelé par endroits. Les bruits que produisent les danseurs en marchant à quatre pattes, en se roulant ou en balayant le sol de leurs mouvements, participent aussi à évoquer cette aridité rugueuse. Dans *Rémanences*, une caméra thermique capte les traces « calorifiques » laissées par les mouvements d'une danseuse sur le sol : ce dispositif donne aux spectateurs des informations sur la distribution de poids et de chaleur dans son corps et sur les qualités de son contact avec le sol (durée du contact, répartition du poids, intensité des points d'appui, etc.). De même, la troisième séquence de *Fase* se concentre sur le plaisir de nature tactile que prend De Keersmaeker à inscrire la marque de ses mouvements sur le sol sableux.

Les mouvements, les images, les sons et les espaces revêtent donc des qualités tactiles dans les ciné-danses de De Mey. Cela s'explique notamment par le fait que le réalisateur mobilise pleinement la capacité des images et des sons à évoquer les autres sens et notamment celui du toucher. Ses ciné-danses semblent parfois inviter les spectateurs à adopter un regard et une écoute « haptique » qui encourage un régime de vision et d'audition proche de celui du toucher, où l'œil et l'oreille deviennent sensibles à des qualités qui, d'ordinaire, sont perçues à travers des contacts directs, tactiles.[4]

Les ciné-danses de De Mey génèrent ainsi de nombreux effets synesthésiques. En effet, comme je viens de l'établir, bien que la ciné-danse soit une forme d'art audio-visuelle, elle peut produire une myriade de sensations dont on fait habituellement l'expérience à travers d'autres sens comme celui du toucher, de l'odorat et du goût, ainsi que d'autres types de sensations plus diffuses et moins nettement assignables à un organe en particulier, telles que les sensations d'équilibre, de poids, de fatigue, de température, d'échelle, de distance, de textures, etc. Par exemple, les gros plans sonores sur la respiration et l'essoufflement des danseurs peuvent suggérer des sensations d'effort et d'épuisement (*Fase*) ou bien faire allusion à une excitation d'ordre sexuel (*Rosas danst Rosas*). Dans la même perspective, les échos amplifiés des pas des danseurs sur le sol dans *Rosas danst Rosas* soulignent l'immensité du bâtiment ainsi que son caractère vide et austère. Dans *Love Sonnets*, le bruit produit par les danseurs qui chutent au sol donne aux spectateurs une idée de leur poids ; le fracas des tuiles qui se brisent sous leurs pieds traduit leur force et leur énergie ; les images qui montrent la poussière que leurs mouvements soulève et fait virevolter renforcent le sentiment de leur vélocité, etc. Dans l'étude n°17 de *21 Études à danser*, « glissandi », la danseuse semble explorer un sens de l'équilibre perturbé par un sol extrêmement glissant qui induit des qualités de mouvement différentes. Dans *Prélude à la mer*, la danseuse apparaît progressivement, à la fin du long travelling d'ouverture qui la faisait d'abord apercevoir au loin comme un point dans l'image infinie de ce désert : cette stratégie offre aux spectateurs une sorte d'échelle pour apprécier les distances et l'immensité du site.

Les ciné-danses de De Mey semblent aussi établir tout un système de correspondances : dans la troisième séquence de *Fase*, les mouvements circulaires de De Keersmaeker trouvent une traduction visuelle dans la rosace qu'ils dessinent sur le sol sableux et donc hautement impressible. Dans *Musique de table*, certains sons correspondent à des mouvements particuliers de cette chorégraphie de main. Dans *Tippeke*, un film dans lequel De Keersmaeker raconte des bribes d'une vieille comptine flamande, un mouvement dansé spécifique correspond à chaque mot clé, une couleur harmonique à chaque idée principale et une manière particulière d'exécuter et de combiner différent éléments sonores (voix, violoncelle, bruits de fond, etc.) à chaque mode de discours de la comptine (affirmatif, négatif, interrogatif).[5] Par conséquent, cette forme d'art hybride qu'est la ciné-danse crée des expériences sensorielles elles-mêmes hybrides et multisensorielles qui invitent les spectateurs à en faire l'expérience avec tous leurs sens.

Une pensée incarnée : incorporer des histoires et des discours dans les corps et les mouvements

Dans les ciné-danses de De Mey, les émotions et les histoires, les discours et les idées ne sont pas exprimés à travers des mots mais portés par les corps et les mouvements des danseurs, par les sensations spécifiques qu'ils éprouvent et communiquent aux spectateurs, suggérés par les relations particulières qu'ils nouent avec leurs environnements ainsi que par les techniques et les stratégies filmiques utilisées par De Mey pour véhiculer voire accentuer ces éléments expressifs propres à la ciné-danse.

Rosas danst Rosas illustre particulièrement bien la manière dont les corps, les mouvements et les sensations peuvent suggérer des histoires et des discours. Cette ciné-danse parvient à évoquer les velléités de rébellion ainsi que le désir et la frustration sexuels des jeunes femmes à travers leurs mouvements et la manière dont ceux-ci sont soulignés à l'écran par diverses techniques filmiques. En effet, les danseuses échangent des regards entendus et mutins, portent compulsivement leurs mains à leur entrejambe, se passent la main dans les cheveux, tirent sur leur T-shirt pour révéler leurs épaules et leur décolleté, jettent leurs cheveux en arrière, etc. Ces gestes semblent trahir une certaine tension sexuelle d'autant plus que De Mey insiste sur ces détails particulièrement sensuels en les filmant en gros plans et en les répétant plusieurs fois au montage. De même, la respiration haletante des femmes, intensifiée par De Mey en postproduction par des gros plans et des superpositions sonores, fait aussi allusion à leur excitation sexuelle.

Toutefois, l'attitude frondeuse et les désirs sensuels des danseuses semblent frustrés par leur environnement qui inspire voire impose l'ordre et la discipline comme le confirme les uniformes qu'elles portent. Les caractéristiques de l'espace – une école austère – sont significatifs à cet égard : l'architecture massive et disciplinaire du bâtiment et le sentiment de rigueur et d'autorité qui s'en dégage semblent peser sur les corps des jeunes femmes et réprimer leurs penchants rebelles et sexuels. Avec ses formes géométriques, ses barreaux et ses fenêtres quadrillées, ce vaste et froid bâtiment a bien quelque chose de carcéral ; d'autant plus que la plupart des salles sont pourvues de grands pans de verre comme s'il s'agissait, par cette transparence, de favoriser une surveillance et un contrôle plus poussés des résidents. Ces éléments trouvent des échos dans les techniques filmiques qu'utilise De Mey : les travellings circulaires dans la salle de classe où les femmes sont assises sur des chaises comme des écolières et les longs plans-séquence pris dans les couloirs semblent aussi incarner une instance de surveillance et de contrôle, renforçant ainsi l'impression de répression que véhicule le film.

Dans ce film, les mouvements, l'espace, les stratégies filmiques ainsi que les sensations qui en résultent sont les porteurs d'une micro-fiction, celle de désirs sensuels et de velléités d'insubordination qu'une autorité extérieure semble réprimer et que, probablement inconsciemment, les corps semblent intérioriser. Les émotions, la dramaturgie et les discours sont donc ici intégrés, « in-*corp*orés » dans la chair des danseurs, dans leurs mouvements et gestes chorégraphiques, dans les particularités de l'espace ainsi que dans la mise en scène de tous ces éléments. Par conséquent, comme beaucoup d'autres œuvres du genre, cette ciné-danse peut être vue comme une forme de « pensée incarnée » ou « sensible ».

Conclusion

L'attention singulière que De Mey et d'autres artistes de ciné-danses portent aux expériences physiques et sensibles rend cette forme d'art éminemment sensorielle. En explorant le médium de la ciné-danse comme un art des sensations, c'est-à-dire comme un médium privilégié pour capter et suggérer des sensations, les ciné-danses de De Mey touchent leurs spectateurs *physiquement* ; leur sensorialité exacerbée invitant le public à en faire l'expérience avec tout leur corps et tous leurs sens. En outre, les ciné-danses de De Mey affectent les spectateurs *intellectuellement* car leur richesse sensorielle véhicule des histoires et des discours « incarnés », portés par les corps en mouvement, leurs relations à l'espace et la texture même des images et des sons.

Notes

[1] Entretien inédit réalisé par l'auteur, Mars 2013.

[2] Michel CHION, « Audio-vision: Glossaire », consulté le 19 décembre 2013. URL disponible : http://www.michelchion.com/glossaire/michel-chion-glossaire.pdf

[3] Camille GUYNEMER, « Mouvement intérieur », *Mouvement*, 59 (2011), p.5.

[4] Martine BEUGNET, *Cinema and Sensation: French Film and the Art of Transgression* (Edinburgh : Edinburgh University Press, 2007), p.66.

[5] Thierry DE MEY, cité par Charlotte IMBAULT, « Lieux d'être », *Mouvement*, n°59 (2011), p.30.

THE POLITICS OF DISCOURSE
IN HYBRID ART FORMS

CLAUDIA KAPPENBERG

This paper was originally presented at the Symposio Pensar la Videodanza III, Instituto Universitario Nacional del Arte, Buenos Aires, Argentina, 22-25 November 2011 and is concerned with the attempts of hybrid art practices to establish an identity as distinct art forms whilst also crossing boundaries in the process of innovation and exploration. The paper draws on the discourse and politics around Expanded Cinema from the 1960s and 1970s and argues that there are parallels with the contemporary field of Screendance.

Every art form begs, borrows and steals from other art forms on the way to becoming a distinct, identifiable art practice. Art works take some time, perhaps several decades, looking 'like' another art practice before recognizing their own potential and establishing their own parameters. Film, for example, inherited a 19th century dream of recreating life through the newly invented photography. In 1946, film theorist André Bazin questioned this alignment of cinema with photography and 19th century realism and criticised the inventors of film who imagined 'the cinema as a total and complete representation of reality; they saw in a trice the reconstruction of a perfect illusion of the outside world in sound, colour, and relief'.[1] Bazin argued instead that film had not yet discovered its own potential.[2] The situation of Screendance in the 21st Century is perhaps somewhat comparable to that of film one hundred years ago, in that much of Screendance is perceived as another kind of dance.[3] This is not to suggest that Screendance is a new art form, quite the opposite. As Erin Brannigan argues in her book *Dancefilm*, dance artists were at the forefront of developments in film at the turn of the 20th century.[4] But for some reason Screendance has remained a marginal practice that has never quite found its place or its own identity amongst the catalogue of 20th and 21st century art forms.

Contemporary Screendance artists and theorists have taken on two distinct positions to address the situation: some work to identify and name the constituent parts that make up screendance and try to delineate the practice. Others argue that Screendance is a field of diverse practices that cannot be defined. For the latter group, the term Screendance is positively promiscuous, embracing all kinds of concerns, practices and media.

Both positions carry risks and benefits with regards to the development of Screendance as an autonomous art form and as a cultural force. This essay is concerned with the politics of this debate and looks at comparable discussions around the experimental film practices of the 1960s and 1970s to explore the different sides of the argument. In order to unravel the complexities of the debate, the essay will review some of the experimental film projects from this period and consider their approaches to identify common concerns between expanded film practices and Screendance.

In a review of 1960s experimental film practices in the journal *October* in 2011, Jonathan Walley writes that film appeared to suffer a form of identity crisis.[5] He suggests that the crisis was provoked by a number of factors such as: a wider breakdown of boundaries between art forms in the 1960s; a general advance of intermedia arts and a wider concern with a dematerialisation of the art object. In addition Walley identifies an interest on the part of filmmakers themselves in exploring the whole apparatus of cinema with its materials, performative aspects and visual and spatial components. Filmmakers experimented with anything that allowed them to 'liberate' filmmaking from the constraints of cinema. However, this experimentation provoked concerns on the part of other filmmakers and theorists who were keen to conserve what was 'essentially' film. They wanted to preserve filmmaking as a separate practice to maintain the status of film as an art form. Jonathan Walley writes:

> A belief in and commitment to the specificity of film had been key to the assertion of cinema's autonomy within the pantheon of the arts, and, as important, to experimental cinema's articulation of its identity as an artistic tradition. To cast off the film medium was to risk losing a connection to a tradition, with which contemporary filmmakers identified as artists and earlier generations had laboured to build and nurture.[6]

Walley's comment describes the two positions that dominated the filmmaking community: while some were keen to open up the notion of what film could be, others were worried about losing the position and status that film practices had gained so far. In addition, the experimentation by filmmakers in the 1960s and 1970s coincided with an interest on the part of visual arts institutions, galleries and museums in intermedia arts and experimental film. This interest meant that existing boundaries were also being eroded by art institutions that had previously resisted the idea that film could be art.

Filmmakers took an active part in the debates through the work they made and what they wrote. One such contribution came from British filmmaker Annabel Nicholson, who argued that a young art form such as filmmaking would lose what little autonomy it had gained and that it needed to secure its own ontology first before opening up to other art forms. Michael Mazière also commented on the uncertainty in film practices and wrote as late as 1984: 'Unfortunately experimental film often remains largely dependent on more established fine art practices, unsure of its context'.[7] Jonathan Walley surmises: 'If cinema could be anything, what was to prevent it from becoming nothing?'[8] Filmmakers and theoreticians were reconceiving film as 'sculptural', 'performative' and 'conceptual', as well as 'post-medium', but artists like Nicholson and Mazière were concerned that this signified the end of film as film.[9]

The debates presented so far imply the following historical narrative: once upon a time filmmaking was a clearly defined practice, done by filmmakers, but in the 1960s, filmmakers began to experiment with other media and modes of exhibition which were borrowed from other art practices and which endangered the identity of film as film. This kind of narrative is however based on a fictional notion of stability and continuity that is often projected onto the past and exercised at a moment of change. As Jonathan Dollimore argues in *Death, Desire and Loss in Western Culture* this sort of narrative of an original stability that is disrupted by a crisis constitutes a re-enactment of a biblical fall from grace. Referencing Augustine's account of the modern subject in *Confessions*, Dollimore argues that the so-called crisis of the modern subject is not a negative consequence of a contemporary society but part of its essence, and that its mutability is what fuels our culture.[10] This narrative, or mythology, about the modern subject also applies to other cultural narratives: we imagine and project an idea of stability onto the past and experience change as a crisis. The account of a crisis of film as described above follows this model and promotes the idea that in the early days, film was simply film and that in the 'crisis' of the wild 1960s, the 'innocence' of film was lost.

However, film practices never had a fixed identity, and in the first decades of the 20th century, filmmaking was driven by dancers such as Loie Fuller and visual artists, photographers, and painters such as Fernand Léger, Hans Richter, Dali, Duchamp, and Man Ray as much as by filmmakers. Therefore, historians like Walley argue that the so-called 'expansion' of cinema in the 1960s and 1970s was rather a reanimation of the history of cinema that had never been a separate, autonomous practice.[11] Curator Chrissie Isles also suggested that the notion of 'expanded' is redundant for an art form that was never anything else but heterogeneous and interdisciplinary.[12] From this point of view the 'crisis' of the 1960s was not a crisis at all, but the continuation of explorations and debates. Furthermore, there have been a number of such 'critical moments' in the history of film, the latest being a new wave of interest in moving-image practices on the part of visual art institutions in the first decade of the 21st Century.

The term 'Expanded Cinema' was originally established to describe work made in the 1960s and 1970s. In order to be historically accurate we need to acknowledge that this notion of a specific period of expanded cinema is problematic and that film has always been an expanded and expanding practice. Jonathan Walley therefore asks how the history of a practice can be written if it does not have a separate identity and if it is, and always was, crossing the boundaries of other forms of practice.[13]

This is also an interesting question for the field of Screendance. Screendance has never been anything other than a hybrid practice that combines moving images with moving bodies, choreography and cinematography. A history of Screendance therefore incorporates the complex histories of film practices as well as those of choreographic practices which in turn are linked to the fields of music and poetry as well as digital media, to name but a few of the different roots and strands.

How can we therefore write a history of Screendance? How can we assert a specificity and independence for this kind of work if it is so closely tied to other art forms? Walley suggests that in the case of Expanded Cinema, a meaningful discourse has to consider a combination of shared and medium-specific issues[14]. At the same time such discourse needs to acknowledge an ongoing process of expansion and contraction.[15] In other words, it is a constant and simultaneous process of asserting differences and of admitting common ground with other disciplines and histories. The same applies to Screendance: Screendance practices will always share attributes with filmmaking, with dance and choreographic practices, and with literary art forms such as poetry, but the combination of the different art forms for the purpose of Screendance also leads to a unique practice with distinct features.

Walley argues that filmmakers have found a way to operate within this complexity through their own promiscuity. On the one hand, they make work that highlights the materiality of cinema with its celluloid, projector, and manipulation of light while, on the other hand, they do away with one or more constituent parts and produce work that looks more like sculpture or performance. Walley references a number of so-called 'laundry lists' compiled by writers and filmmakers like David James and Malcolm Le Grice with which they attempt to identify unique filmic elements. These lists vary enormously, 'ranging from the resolutely material (emulsion grains, sprocket holes, the shutter), to the elusive ephemeral (light, time, ideas, and the experience of the spectator)'.[16] The lists are extensive and give the appearance of completeness. At the same time, the lists are very different from one another and reveal a rather impossible endeavour, thereby undermining any attempt at creating a homogenous concept of film. Could we ever write a definitive 'laundry list' of Screendance? Unlikely, if we cannot even settle on a name for this art form.[17]

Other theoretical attempts at delineating film have focused on thinking of film not in terms of its parts but as a heterogeneous whole. Filmmaker Hollis Frampton, for example, belongs to this group and has promoted the idea of a 'film machine' that cannot be reduced to its parts but is more than the 'sum' of its components;

> We are used to thinking of camera and projector as machines, but they are not. They are 'parts'. The flexible filmstrip is as much a 'part' of the film machine as the projectile is part of the firearm… Since all the 'parts' fit together, the sum of all film, all projectors, and all cameras in the world constitute one machine.[18]

This again is interesting with regards to Screendance, in that we should perhaps be less concerned with individual projects and whether they are Screendance or not, but rather consider a wider body of works and even include that which occurs in the everyday through interactions with cameras and screens, digital media and the internet. If a person is caught on a CCTV camera in a public building, perhaps this is also part of the contemporary machinery of Screendance.

Situations like this have become a familiar part of our everyday experience, and they in turn affect how we relate to screen-based work. On the occasion of a Screendance Symposium in Brighton, UK in 2010, Tate Modern curator Catherine Wood gave a paper that reflected on this new context and intermingling between dance and screen in the everyday:

> The now ubiquitous presence of screen-based technologies opens up the capacity for a significant shift in how dance on screen can be thought about —and even dance beyond screen in everyday life…Passages of our daily movement are constantly being captured, recorded, replayed and embedded in a whole other meta level of choreography of moving images, which is part of the everyday fabric.[19]

Wood argues that the recent phenomena have led to, for example, a technological breakdown of movement into its constituent parts and that we, the audience and involuntary actors, have been absorbed into the homogenising flatness of the screen space. Wood also proposes that the work of contemporary artists like Dara Birnbaum, Keren Cytter and Mark Lecky responds to this new visual language and that their practices have emerged out of this context. Wood concludes her paper by asking if:

> Screendance replace[s] what was thought to be ordinary dance in the 60s, that is an incorporation of another level of mediated movement into our experience of the everyday here and now… I suppose I was thinking about where does Screendance end and non-Screendance begin and how easy is it to draw that distinction?[20]

By comparing contemporary Screendance to ordinary dance in the 1960s, Wood makes a further contribution to the blurring of boundaries of what may or may not be described as Screendance. As a multidisciplinary practice, Screendance is probably particularly suited to an environment in which art forms proliferate across different media, platforms and contexts.

On the other hand, a presence of the body and detailed exploration of physicality is sometimes claimed to be an essential aspect of Screendance and used to differentiate the art form from other art and film practices. However, the boundaries are not so clear. For example, filmmakers of the 1960s and 1970s deconstructed the filmic apparatus in events that combined cinematic elements with performed actions and thereby foregrounding the body. Instead of being represented on screen a live body became a constitutive part of the filmic machine, sometimes also a disruptive force in the proceedings and its reception. Events included performances without celluloid in the projector, live bodies acting as the film and live bodies interacting with the projected image. Curiously these projects asserted both an expanded practice and a film specificity. The filmmaker Annabel Nicholson, for example, developed a practice that could be described in those terms, as both film specific and as performance or sculpture. Her work *Reel Time* (1973) is described as a:

> projection performance, in which an enormous film loop passed through both a projector and a sewing machine (operated by Nicholson). The filmstrip was dotted with more and more perforations with each pass through the loop, producing an increasingly abstract image and eventually weakening the strip to the point that it broke, bringing the performance to an end.[21]

This event was a performance as much as a screening and the body of the filmmaker was part of the 'film machine', while the live action, the sewing, eventually led to the breaking of the film loop and to the end of the event. In a work by Valie Export and Peter Weibel entitled *Tapp and Tast Kino, Touch Cinema* (1968), the on-screen body is replaced more specifically by the real breasts of Valie Export, who stands in the street wearing a box with curtains around her bare chest. Her collaborator Weibel invites male passersby to touch her breasts by reaching through the curtains into the box, thereby reaching for the object of their sexual fantasies. Both these works explore the conventional relationship between the audience and the cinema, and use a live body to challenge the audience's expectations and the mechanics of the filmic apparatus. In both cases it is a female body whose action is disruptive and whose body resists the mediation through the filmic apparatus. Given the proliferations of screens in the everyday and the ever tighter interaction between screen space and real space these works should not just be considered as part of a 1970s discourse but maintain their significance in the 21st century and for contemporary discourses on Screendance. These sorts of cinematic experiments have not yet been considered within the field, but could be revisited as part of an investigation into the mediated body and the relation between cinematic bodies and everyday bodies. *Reel Time* and *Touch Cinema* could even be classified as Screendance if one agrees to work with an expanded concept of Screendance that does not insist on specific boundaries.

The works assert both a specificity of film practices and demonstrate a connection to other art forms, thereby adding to film histories and theories whilst challenging the boundaries of the practice. According to Walley, the works demonstrate an ontology of film and experimental cinema without necessarily invoking a notion of crisis. Screendance can equally draw on—and engage with—extensive histories of cinematic and choreographic practices and other interdisciplinary explorations whilst also promoting its own specificities: Heterogeneity and specificity are not mutually exclusive.

Notes

[1] André Bazin, 'The Myth of Total Cinema', in *What is Cinema, Vol 1*, André Bazin, trans. Hugh Gray (Berkeley: University of California Press, 1967), 22.

[2] Ibid., 21.

[3] See previous article on this topic: Claudia Kappenberg, 'Does Screendance need to look like dance', *International Journal of Performance Arts and Digital Media*, Volume 5, Number 2&3, (2009), 89-105.

[4] Erin Branningan, *Dancefilm: Choreography and the Moving Image* (New York: Oxford University Press, 2011) 34-38.

[5] Dr. Jonathan Walley, 'Identity Crisis: Experimental Film and Artistic Expansion', *October* 137 (Summer 2011), 23-50.

[6] Ibid., 24

[7] Quoted in Walley, 'Identity Crisis', 26

[8] Walley, 'Identity Crisis', 26.

[9] Ibid., 25.

[10] In *Death, Desire and Loss in Western Culture* Jonathan Dollimore writes: '[…] It is in Augustine's *Confessions* (c. 397 – 491) that we find one of the most influential precedents for the way in which "modern" subjectivity is founded in that same sense of crisis which imparts the restless expansionist energy which is the making of civilisation itself.' Jonathan Dollimore, *Death, Desire and Loss in Western Culture* (New York and London: Routledge, 1998) 92.

[11] Walley, 'Identity Crisis', 26.

[12] Chrissey Isles, quoted in Walley, 'Identity Crisis', 27.

[13] Walley, 'Identity Crisis', 26.

[14] Ibid., 26.

[15] Ibid., 36.

[16] Ibid., 31.

[17] To date several names continue to circulate such as cinedance, videodance, dance for camera, dancefilm and filmic performance, as discussed in Erin Branningan's publication entitled *Dancefilm: Choreographing the Moving Image*, (New York: Oxford University Press, 2011), vii – ix.

[18] Hollis Frampton, 'For a Metahistory of Film: Commonplace Notes and Hypothesis', in *On the Camera Arts and Consequitive Matters: the Writing of Hollis Frampton*, ed. Bruce Jenkins (Cambridge, Mass: MIT Press, 2009) 137.

[19] Catherine Wood, 'Ballet Méchanique', paper given at the *Screendance Symposium*, University of Brighton, UK, 4th February 2011, unpublished. A summary report on the symposium and the papers is published by Claudia Kappenberg and Sarah Whatley, 'A Report on the Screendance Symposium', in

The International Journal of Screendance, Vol 2, Parallel Press (Spring 2012), 140-152.
[20] Ibid.
[21] Walley, 'Identity Crisis', 38.

LA POLITIQUE DU DISCOURS DANS LES FORMES D'ART HYBRIDES

CLAUDIA KAPPENBERG

Cette conférence a été donnée pour la première fois au *Symposio Pensar la Videodanza III, Instituto Universitario Nacional del Arte, Buenos Aires*, en Argentine (22-25 novembre 2011). Elle s'intéresse aux tentatives des pratiques artistiques hybrides visant à établir une identité en tant que formes d'art distinctes tout en franchissant aussi des frontières dans le processus d'innovation et d'exploration. Cet article s'appuie sur le discours et la politique entourant « l'Expanded Cinema » (le Cinéma Elargi) des années 60 et 70 et soutient qu'il existe des parallèles avec le domaine contemporain de la vidéo-danse.

Toute forme d'art mendie, emprunte et vole d'autres formes d'art sur le chemin la menant à devenir une pratique artistique distincte, identifiable. Les œuvres d'art prennent du temps, peut-être plusieurs décennies, « à ressembler à » d'autres pratiques artistiques avant de reconnaître leur propre potentiel et d'établir leurs propres paramètres. Le film, par exemple, a hérité du rêve du 19ème siècle visant à recréer la vie grâce à la photographie nouvellement inventée. En 1946, le théoricien du film André Bazin a questionné cet alignement du cinéma sur la photographie et le réalisme du 19ème siècle et a critiqué les inventeurs du film qui imaginaient « le cinéma comme une représentation totale et complète de la réalité ; ils voyaient en un rien de temps la reconstruction d'une illusion parfaite du monde extérieur en sons, en couleurs et en relief ».[1] Bazin soutint à la place que le film n'avait pas encore découvert son propre potentiel.[2] La situation de la vidéo-danse au 21ème siècle est peut-être comparable à celle du film il y a cent ans, en ce sens où une bonne part de la vidéo-danse est perçue comme une autre forme de danse.[3] Ceci ne vise pas à suggérer que la vidéo-danse est une forme d'art nouvelle, bien au contraire. Ainsi qu'Erin Brannigan le soutient dans son livre *Dance Film*, les artistes en danse étaient aux avant-postes des développements filmiques au tournant du 20ème siècle.[4] Mais pour une raison quelconque la vidéo-danse est demeurée une pratique marginale qui n'a jamais vraiment trouvé sa place ou sa propre identité au sein du catalogue des formes d'art des 20ème et 21ème siècles.

Les artistes et les théoriciens contemporains en vidéo-danse ont adopté deux positions distinctes pour régler cette situation : certains travaillent à identifier et à nommer les éléments qui constituent la vidéo-danse et s'efforcent de délimiter la pratique. D'autres soutiennent que la vidéo-danse est un domaine de pratiques diverses qui ne peut pas être défini. Pour ce dernier groupe, le terme de vidéo-danse est d'une extrême promiscuité, il embrasse toutes sortes de préoccupations, de pratiques et de médias.

Les deux positions comportent des risques et des avantages vis-à-vis du développement de la vidéo-danse en tant que forme d'art autonome et en tant que force culturelle. Cet article s'intéresse à la politique de ce débat et examine des discussions comparables relatives aux pratiques du film expérimental dans les années 60 et 70 afin d'explorer les différents aspects de la question. Afin de démêler les complexités du débat, cet article passera en revue certains projets de film expérimentaux de cette période et considèrera leurs approches afin d'identifier des préoccupations communes entre les pratiques de « l'expanded film » et celles de la vidéo-danse.

Dans une analyse des pratiques du film expérimental des années 60 parue dans la revue *October* en 2011, Jonathan Walley écrivait que le film paraissait souffrir d'une forme de crise d'identité.[5] Il suggérait que cette crise avait été provoquée par un certain nombre de facteurs tels que : un plus large effondrement des frontières entre les formes d'art dans les années 60 ; une avancée générale des arts intermédias et un plus large intérêt pour la dématérialisation de l'objet d'art. En plus de cela, Walley identifiait un intérêt de la part des cinéastes eux-mêmes pour l'exploration de l'ensemble du dispositif du cinéma avec ses matériaux, ses aspects performatifs et ses composantes visuelles et spatiales. Les cinéastes expérimentaient avec tout ce qui leur permettait de « libérer » la réalisation des contraintes du cinéma. Cependant, cette expérimentation avait provoqué des inquiétudes de la part d'autres cinéastes et théoriciens qui étaient désireux de conserver ce qui était « essentiellement » filmique. Ils voulaient préserver le réalisation en tant que pratique séparée afin de maintenir le statut du film en tant que forme d'art. Jonathan Walley écrit :

> Une croyance et un dévouement à la spécificité du film avait été fondamentale pour l'affirmation de l'autonomie du cinéma au sein du

panthéon des arts, et, aussi important, de l'articulation de l'identité du cinéma expérimental en tant que tradition artistique. Se débarrasser du médium filmique revenait à prendre le risque de perdre une connexion à une tradition, avec laquelle les cinéastes contemporains s'identifiaient en tant qu'artistes et que les générations antérieures avaient travaillé à construire et à nourrir.[6]

Le commentaire de Walley décrit les deux positions qui dominaient la communauté de réalisateurs : tandis que certains étaient désireux d'ouvrir la notion de ce que le film pouvait être, d'autres étaient inquiets de perdre la position et le statut que les pratiques filmiques avaient gagné jusque-là. De plus, l'expérimentation par les cinéastes des années 60 et 70 coïncidait avec un intérêt de la part des institutions d'art visuel, des galeries et des musées d'arts intermédias et de film expérimental. Cet intérêt signifiait que les frontières existantes étaient également érodées par les institutions artistiques qui avaient autrefois résisté à l'idée que le film puisse être de l'art.

Les cinéastes prirent une part active aux débats au travers de leurs œuvres et de leurs écrits. Une contribution de ce type vint de la cinéaste britannique Annabel Nicholson, qui soutint qu'une jeune forme d'art telle que la réalisation perdrait le peu d'autonomie qu'elle avait gagné et qu'elle devait sécuriser sa propre ontologie avant de s'ouvrir à d'autres formes artistiques. Michael Mazière commenta aussi l'incertitude au sein des pratiques filmiques et écrivait aussi tard qu'en 1984 : « le film expérimental demeure malheureusement largement dépendant de pratiques de beaux-arts mieux établies, incertain de son contexte ».[7] Jonathan Walley conjecture : « Si le cinéma pouvait être quoi que ce soit, qu'est-ce qui l'empêcherait de ne rien devenir ? ».[8] Les cinéastes et les théoriciens reconcevaient le film comme « sculptural », « performatif » et « conceptuel » aussi bien que « post-médium », mais des artistes tels que Nicholson et Mazière s'inquiétaient du fait que cela signifiait la fin du film en tant que film.[9]

Les débats présentés jusqu'ici impliquent le récit historique suivant : jadis, la réalisation était une pratique clairement définie, faite par des cinéastes, mais dans les années 60 les cinéastes ont commencé à expérimenter avec d'autres médias et d'autres modes d'exposition empruntés à d'autres pratiques artistiques qui ont mis en danger l'identité du film en tant que film. Ce type de récit est cependant basé sur une notion fictive de stabilité et de continuité qui est souvent projetée sur le passé et exercée à un moment de changement. Comme Jonathan Dollimore le soutient dans *Death, Desire and Loss in Western Culture* (Mort, désir et perte dans la culture occidentale) cette sorte de récit d'une stabilité originelle qui est rompue par une crise constitue une reconstitution de la chute biblique hors de la grâce divine. Faisant référence au compte-rendu du sujet moderne par Saint Augustin dans les *Confessions*, Dollimore soutient que la soi-disant crise du sujet moderne n'est pas une conséquence négative de la société contemporaine mais une portion de son essence, et que sa mutabilité est ce qui nourrit notre culture.[10] Ce récit, ou mythologie, relatif au sujet moderne s'applique aussi à d'autres récits culturels : nous imaginons et projetons une idée de stabilité sur le passé et faisons l'expérience du changement comme d'une crise. Ce compte-rendu d'une crise du film tel que décrit ci-dessus suit ce modèle et fait la promotion de l'idée selon laquelle le film était dans les premiers temps simplement du film, et que lors de la « crise » des sauvages années 60 « l'innocence » du film a été perdue.

Cependant, les pratiques filmiques n'avaient jamais eu une identité fixée, et dans les premières décennies du 20ème siècle, la réalisation était portée par des danseurs tels que Loie Fuller et des artistes visuels, des photographes et des peintres tels que Fernand Léger, Hans Richter, Dali, Duchamp et Man Ray aussi bien que par des cinéastes. C'est pourquoi des historiens tels que Walley soutiennent que la soi-disante « expansion » du cinéma des années 60 et 70 était plutôt une réanimation de l'histoire du cinéma, qui n'avait jamais été une pratique séparée et autonome.[11] La conservatrice Chrissie Isles a aussi suggéré que la notion « d'expanded » (étendu) est redondante pour une forme d'art qui n'a jamais été autre chose qu'hétérogène et interdisciplinaire.[12] De ce point de vue, la « crise » des années 60 n'était pas une crise du tout mais la continuation d'explorations et de débats. En outre, il y a eu un certain nombre de semblables « moments critiques » dans l'histoire du film, le dernier en date étant une nouvelle vague d'intérêt dans les pratiques des images en mouvement de la part des institutions d'art visuels lors de la première décennie du 21ème siècle.

Le terme « Expanded Cinema » a été établi à l'origine pour décrire des œuvres réalisées dans les années 60 et 70. De manière à être historiquement justes, nous devons reconnaitre que cette notion d'une période spécifique de cinéma « expanded » (étendu) est problématique et que le film a toujours constitué une pratique « expanded » (étendue) et « expanding » (en expansion). Jonathan Walley demande ainsi comment l'histoire d'une pratique peut être écrite si elle n'a pas d'identité séparée et si elle est, et a toujours été, en train de traverser les frontières d'autres formes de pratiques.[13]

Il s'agit là aussi d'une question intéressante pour le domaine de la vidéo-danse. La vidéo-danse n'a jamais rien été d'autre qu'une pratique hybride qui combine des images en mouvement avec des corps en mouvement, de la chorégraphie avec de la cinématographie. Une histoire de la vidéo-danse incorpore de ce fait les histoires complexes des pratiques filmiques tout autant que celles des pratiques chorégraphiques, qui à leur tour sont liées aux domaines de la musique et de la poésie de même qu'aux média digitaux, pour ne citer qu'une poignée des différentes racines et éléments.

Comment pouvons-nous dès lors écrire une histoire de la vidéo-danse ? Comment pouvons-nous affirmer une spécificité et une indépendance pour ce type de travail s'il est si intimement lié à d'autres formes d'art ? Walley suggère que dans le cas de « l'Expanded Cinema » un discours porteur de sens doit considérer une combinaison de questions partagées et spécifiques au médium.[14] Dans le même temps, pareil discours doit reconnaitre un processus en cours d'expansion et de contraction.[15] En d'autres termes, il s'agit d'un processus constant et simultané d'affirmation des différences et d'acceptation de terrain partagé avec d'autres disciplines et d'autres histoires. La même chose s'applique à la vidéo-danse : les pratiques en vidéo-danse partageront toujours des attributs avec la réalisation, avec la danse et les pratiques chorégraphiques ainsi qu'avec des pratiques littéraires telles que la poésie, mais la combinaison de formes d'art différentes pour le compte de la vidéo-danse mène également à une pratique unique avec des caractéristiques distinctes.

Walley soutient que les cinéastes ont trouvé un moyen d'opérer au sein de cette complexité au travers de leur propre promiscuité. D'un côté, ils font des œuvres qui soulignent la matérialité du cinéma avec son celluloïd, son projecteur et sa manipulation de la lumière, tandis que d'un autre côté ils se débarrassent d'une ou de plusieurs parties constitutives et produisent des œuvres qui ressemblent davantage à des sculptures ou à des performances. Walley se reporte à un certain nombre de soi-disant « listes de points » compilées par des écrivains et des cinéastes tels que David James et Malcolm Le Grice avec lesquels ils essaient d'identifier des éléments filmiques uniques. Ces listes varient énormément, « s'étendant du résolument matériel (le grain des émulsions, les perforations d'entraînement, l'obturateur) jusqu'à l'éphémère insaisissable (la lumière, le temps, les idées et l'expérience du spectateur) ».[16] Les listes sont longues et donnent l'apparence de la complétude. Dans le même temps, elles diffèrent énormément d'une personne à l'autre et révèlent une tentative impossible, minant de la sorte toute tentative visant à créer un concept homogène du film.

Pourrons-nous jamais écrire une « liste de points » définitive de la vidéo-danse ? Peu probable, si nous ne pouvons pas même nous accorder sur un nom pour cette forme d'art.[17]

D'autres tentatives théoriques visant à délimiter le film se sont concentrées sur le fait de penser le film non pas en terme de ses éléments mais en tant que tout hétérogène. La réalisatrice Hollis Frampton, par exemple, appartient à ce groupe et a promu l'idée d'un « film machine » qui ne saurait être réduit à ses éléments mais qui serait davantage que la « somme » de ses composantes.

> Nous avons l'habitude de penser la caméra et le projecteur en tant que machines, mais ce n'est pas le cas. Ce sont des « éléments ». La bande filmique flexible est tout autant un « élément » du film machine que le projectile est un élément d'une arme à feu… Puisque tous les « éléments » s'emboîtent, la somme de tous les films, de tous les projecteurs et de toutes les caméras du monde constitue une machine.[18]

Ceci à nouveau est intéressant en ce qui concerne la vidéo-danse, en ce sens où nous devrions peut-être moins nous inquiéter des projets individuels et de si oui ou non ils relèvent de la vidéo-danse, mais plutôt considérer un corpus d'œuvres plus large et même inclure ce qui se passe dans la vie de tous les jours au travers des interactions avec les caméras et les écrans, les média digitaux et l'internet. Si une personne est surprise par une caméra de surveillance dans un bâtiment public, peut-être que cela fait également partie de la machinerie contemporaine de la vidéo-danse.

De pareilles situations sont devenues des portions familières de notre expérience de tous les jours, et elles affectent à leur tour notre relation aux œuvres basées sur l'écran. A l'occasion d'un Screendance Symposium à Brighton, au Royaume-Uni en 2010, Catherine Wood, la conservatrice de la Tate Modern, a présenté une recherche qui reflétait ce nouveau contexte et l'entremêlement de la danse et des écrans dans la vie quotidienne :

> La présence désormais omniprésente des technologies basées sur l'écran ouvre la capacité pour un glissement significatif dans la manière dont on peut penser la danse sur écran – et même la danse au-delà des écrans dans la vie quotidienne (…) Des passages de nos mouvements quotidiens sont constamment capturés, enregistrés, rejoués et intégrés dans un autre méta niveau de chorégraphie d'images en mouvement, qui est partie intégrante de la fabrique de tous les jours.[19]

Wood soutient que les phénomènes récents ont mené, par exemple, à une décomposition technologique du mouvement en ses parties constitutives et que le public et les acteurs involontaires ont été absorbés au sein de la planéité homogénéisante de l'espace de l'écran. Wood propose aussi que le travail d'artistes contemporains tels que Dara Birnbaum, Keren Cytter et Mark Lecky répond à ce nouveau langage visuel et que leurs pratiques ont émergé de ce contexte. Wood conclue sont analyse en demandant si :

> la vidéo-danse remplace ce que l'on pensait être la danse ordinaire des années 60, c'est-à-dire l'incorporation d'un autre niveau de mouvement médiatisé au sein de notre expérience de l'ici et là du quotidien (…) ? Je suppose que je pensais à l'endroit où se termine la vidéo-danse et à là où la non-vidéo-danse débute ainsi qu'à quel point il est facile d'opérer cette distinction ?

En comparant la vidéo-danse à la danse ordinaire des années 60, Wood effectue une contribution supplémentaire au brouillage des frontières entre ce qui peut ou non être décrit comme de la vidéo-danse. En tant que pratique multidisciplinaire, la vidéo-danse est probablement particulièrement appropriée pour un environnement au sein duquel des formes d'art prolifèrent au travers de média différents, de plateformes et de contextes.

D'un autre côté, une présence du corps et une exploration détaillée de la réalité physique est souvent défendue comme étant un aspect essentiel de la vidéo-danse et employée afin de différencier cette forme d'art d'autres pratiques artistiques et filmiques. Cependant, les frontières ne sont pas aussi claires. Par exemple, les cinéastes des années 60 et 70 ont déconstruit le dispositif filmique lors d'événements qui combinaient des éléments cinématiques avec des actions « performées » et par là même placé le corps au premier plan. Au lieu d'être représenté sur un écran, un corps « live » est devenu une partie constitutive de la machine filmique, parfois également une force disruptive lors des procédures et de leur réception. Les événements incluaient des performances sans celluloïd dans le projecteur, des corps en direct jouant le rôle du film et des corps en direct interagissant avec l'image projetée. Curieusement, ces projets ont affirmé tout à la fois une pratique « expanded » (étendue) et une spécificité filmique. La réalisatrice Annabel Nicholson, par exemple, a développé une pratique qui pourrait être décrite dans ces termes, tout à la fois comme spécifique au film et comme performance ou sculpture. Son œuvre *Reel Time* (1973) est décrite comme :

une projection performance, dans laquelle une énorme boucle de film passait à travers un projecteur et une machine à coudre (opérée par Nicholson). La bande de film était trouée de plus en plus de perforations à chaque passage au travers de la boucle, produisant une image toujours plus abstraite et finalement un affaiblissement de la bande jusqu'au point où elle se brisait, menant la performance à sa conclusion.[20]

Cet événement était tout autant une performance qu'une projection et le corps de la réalisatrice était partie intégrante de la « machine filmique », tandis que l'action en direct, la couture, menait finalement à la cassure de la boucle de film et au terme de l'événement.

Dans une œuvre de Valie Export et de Peter Weibel intitulée *Tapp and Tast Kino, Touch Cinem*a (1968), le corps à l'écran est remplacé plus spécifiquement par les vrais seins de Valie Export, qui se tiens dans une rue en portant une boite avec des rideaux autour de sa poitrine nue. Son collaborateur Weibel invite les passants masculins à toucher ses seins en tendant le bras dans la boite à travers les rideaux, s'efforçant d'atteindre par là même l'objet de leurs fantasmes sexuels.

Ces deux œuvres explorent la relation conventionnelle entre les spectateurs et le cinéma, et emploient un corps « live » pour défier les attentes des spectateurs et les mécaniques du dispositif filmique. Du fait de la prolifération d'écrans dans la vie de tous les jours et de l'interaction toujours plus étroite entre l'espace de l'écran et celui de la réalité, ces œuvres ne devraient pas seulement être considérées comme relevant du discours des années 70, car elles conservent leur importance au 21ème siècle et pour les discours contemporains sur la vidéo-danse. Ces sortes d'expériences cinématiques n'ont pas encore été considérées à l'intérieur de la discipline, mais pourraient être revisitées en tant qu'éléments d'une investigation à l'intérieur du corps médiatisé et de la relation entre les corps cinématiques et les corps de tous les jours. *Reel Time* et *Touch Cinema* pourraient même être classifiés comme vidéo-danses si l'on accepte de travailler avec un concept étendu de cette discipline qui n'insiste pas sur des frontières spécifiques.

Ces œuvres affirment tout à la fois une spécificité des pratiques filmiques et démontrent une connexion à d'autres formes d'art, ajoutant par là même aux histoires et aux théories du film tout en questionnant les limites de cette pratique. Selon Walley, ces œuvres démontrent une ontologie du film et du cinéma expérimental sans nécessairement invoquer une notion de crise. La vidéo-danse peut également puiser – et entrer en relation – avec des histoires complètes des pratiques cinématiques et chorégraphiques ainsi que d'autres explorations interdisciplinaires tout en promouvant ses propres spécificités : hétérogénéité et spécificité ne sont pas mutuellement exclusives.

Notes

[1] André BAZIN, « The Myth of Total Cinema », *What is Cinema, Vol 1*, Traduction Hugh GRAY. (Berkeley : University of California Press, 1967). p.22.

[2] BAZIN, « The Myth of Total Cinema », p.21.

[3] Se reporter à un article antérieur sur ce sujet : Claudia KAPPENBERG, « *Does Screendance need to look like dance* », International Journal of Performance Arts and Digital Media Volume 5, Number 2&3, (2009). p.89-105.

[4] Erin BRANNIGAN, *Dancefilm, Choreographing the Moving Image* (New York : Oxford University Press, 2011) p.34-38.

[5] Dr. Jonathan WALLEY, « *Identity Crisis : Experimental Film and Artistic Expansion* », MIT : October 137 (Eté 2011), p.23-50.

[6] WALLEY, *Identity Crisis*, p.24.

[7] Cité dans WALLEY, *Identity Crisis*, p.26.

[8] WALLEY, *Identity Crisis*, p.26.

[9] Ibid., p.25.

[10] Dans *Death, Desire and Loss in Western Culture* Jonathan DOLLIMORE écrit: « (...) C'est dans les *Confessions* de Saint Augustin (c. 397-491) que l'on trouve les précédents les plus influents pour la façon dont la subjectivité 'moderne' est fondée sur le même sens de crise qui annonce l'énergie expansionniste agitée qui constitue la fabrication de la civilisation elle-même ». Jonathan DOLLIMORE, *Death, Desire and Loss in Western Culture* (New York and London : Routledge, 1998) p.92.

[11] WALLEY, *Identity Crisis*, p.26.

[12] Chrissey ISLES, citée dans Walley, *Identity Crisis*, p.27.

[13] WALLEY, *Identity Crisis*, p.26.

[14] Ibid., p.29.

[15] Ibid., p.36.

[16] Ibid., p.31.

[17] A ce jour, plusieurs noms continuent de circuler, tels que ciné-danse, vidéo-danse, danse pour la caméra, film de danse et performance filmique, ainsi que le décrit la publication d'Erin BRANNIGAN intitulée *Dancefilm, Choreographing the Moving Image*, (New York : Oxford University Press, 2011). vii-ix.

[18] Hollis FRAMPTON, « For a Metahistory of film. Commonplace Notes and Hypothesis », *On the Arts and Consequitive Matters : the Writing of Hollis Frampton*, ed. Bruce JENKINS (Cambridge, Mass : MIT Press, 2009) p.137.

[19] Catherine WOOD, « Ballet Mécanique », conférence donnée lors du Screendance Symposium, University of Brighton, Royaume-Uni, 4 février 2011, non publiée. Un rapport sommaire du symposium et des conférences est publié par Claudia KAPPENBERG et Sarah WHATLEY, « A Report of the Screendance

Symposium », *The International Journal of Screendance*, Parallel Press, Printemps 2012, Vol 2, p.140-152.
[20] WALLEY, *Identity Crisis*, p.38.

Is Death in the Moving Image Choreographic, or How is the Act of Death Represented through Movement in Fictional Films?

Clotilde Amprimoz

Preface or Epilogue

The aim of this paper is:

> *...to set in motion* what our intellectual habits so often want to *set still...*Pierre Fédida illustrates how *acting*, which implies movement, highlights grief, which in turn implies an elimination of movement. He wonderfully describes two little girls who "set in motion" the grief of their mother by inventing something as a *choreographic form*–penetrated, in light of this act, by pleasure, laughter and movement–*of death.*'[1]

For my master's thesis completed at the Ecole des Hautes Etudes en Sciences Sociales in 2004, I chose to explore 'a choreographic reading of the gestures surrounding death in fictional films'. I was then able to observe, within a corpus of twenty fictional films that span the beginning of the 20th century to the beginning of the 21st, how people die in films, ranging from an expressionist aesthetic to other more virtual or symbolic approaches that fall between realism and theatricality, some staged with great care and others with less gravity.

Death Represented or Non-Represented, Representable or Non-Representable

Any work of art results from a choice to depict reality through the eyes of its creator. Death is part of our existence and art has always attempted to provide a representation of it according to the resources unique to various media. Because of the fear it generates, death stands at the limits of what is conceivable, and as a result, the representable: 'No one believes in his own death, which amounts to saying, in our subconscious, every one of us is convinced of his own immortality'.[2]

Fictional films can provide us with a type of representation through gestural patterns in which I have observed a certain number of specific characteristics. Using movement as a medium to represent the dying actor on-screen is a convention that the audience accepts as is. The gestures provided in the films I studied follow a framework defined by culture and contemporary western society. They insist on the poignant, and sometimes the spectacular, dimension of death using an aesthetic approach specific to each director. The viewer accepts this representation, deciphering the meaning of each gesture that plays on the expression of pain within the folds of the body and the face, as well as the irreversible aspect of the body's physical fall and the decline of its vital functions.

A Brief Overview of the Problematic, Treatment, and Questions Followed in My Research

I chose an intuitive approach to this question in order to construct both a practical and theoretical analysis that currently inspires me to create films or performances focused on this theme. I arrived at the idea of a gestural construction of death, something choreographic in its staging and in the artificiality of the movements represented; the artistic work specific to both dance and cinema consists in staging reality through movement. Here, the work of the actor-dancer's living body is confronted with a subject beyond its reach because it will only know this bodily state at the precise moment of death.

Ideas concerning parodies of movements and their codification are found very early in cinema's history, including both characters that pretend to die within the story of a fictional film and the staging of 'real' deaths on screen (deaths that occur in the narrative). Thus there is reflexivity in the very representation of death that crystallizes it as an essential element of filmic gestural vocabulary, as a self-reference within the art form (the same concept as theatre within theatre).

Death in film can be compared to a first encounter with death: children, for example, eventually realize that they can lose their family or friends, even if they have not yet been confronted with this reality (it is rare to observe death in real life, even for adults). It is as if the cinematic representation awakens an instinct, a knowledge of the body in relationship to death. The image thus appears as the medium of internal knowledge projected outside the body that will return internally through perception. Our fascination for the image may come, perhaps, from its capacity to remind us of internal sensations, emotions, and knowledge.

This subject has led me to ask myself a number of questions that I hereby share with you: Is there a type of gestural strategy representing death in cinema? It would seem there is, and one could certainly ask the same question of other human actions represented in film. What does such a codification of movements in film relay (the story of a world in the making or the representation of our heritage)? Why is such a choice carried out in cinema? These questions remain open even if we can observe the success of certain gestural patterns from the point of view of their reception (in their tragic or comic dimensions), the creation of a form of kinaesthetic empathy, their lasting impact on the imagination and the body, the fascination for death, and for the theatrical forms of the actor's death (death as performance).

The Perception of Death in Films, a Form of Empathy

So as not to simply limit ourselves to the codification of gestures and representation, it is important in this type of analysis to question the perception we have of movement:

> A film signifies, as stated above, as a thing signifies: neither one nor the other speaks with a separate understanding, but to our power to tacitly decipher the world or people and to coexist.[3]

According to Merleau-Ponty, film is perceived before all thought and it is this perception that enables us to understand its meaning. What interests him in the perception of cinema is the characters' expressions, their behaviour that reveals emotions and sensations:

> This is why the expression of man can be so powerful in films: cinema does not give us, as the novel has done historically, the thoughts of man, it gives us his conduct or behaviour, it directly offers us this special way of being in the world, to navigate things and others, which is visible for us in gestures, the gaze, mimicking; and that clearly defines each character we know...We will experience vertigo more powerfully in feeling it from the outside, by contemplating a disoriented body that twists on a boulder, or an unsteady walk that attempts to adapt to an unknown disruption of space.[4]

In choosing to allow us to perceive the gestures of its characters, cinema puts us directly in dialogue with the realm of empathy between viewer and performer. These gestures speak to us, hold meaning for us, and are understood by our bodies even before we try to decipher them thanks to our sense of movement or kinaesthetics. Our perception is linked to action; it produces an 'internal simulation of action' according to Alain Berthoz.[5] This perceptive faculty allows us to put ourselves in the place of another when we observe her or his movements. For this reason:

> ...the perception of the consequences of an action executed by a person [who is] active in the brain of the observer is a representation similar to that which the observer would have formulated her or himself independently if s/he had intended to execute it.'[6]

This form of kinaesthetic empathy facilitates an understanding of the movement executed by another but does not necessarily implicate the emotional resonance of the movement specific to that person. The perception of cinema provides us with models of movement, which, in a sense, inscribe themselves in our bodies. Cinema is a vehicle for behaviours and transmits them to us, as French sociologist Marcel Mauss noted in 1934, 'The American way of walking, thanks to cinema, began to come to us'.[7]

The representation of the dying actor's gestures in film also penetrates the interior of our bodies through empathy and constructs the way we ourselves imagine death. Anyone who has seen a fictional film can reproduce the gestures of a death scene corresponding to the chain of movements observed. The act of adopting behaviours that would initially be foreign to us also originates from the fascination that we hold for images, and in particular, for cinema. For example, films generate trends in body types, styles of walking, and speaking through celebrity imitation. It is difficult to know which gestures we would produce if we were to die in the same situation as characters on-screen, but it's possible that they might resemble patterns used by film actors due to their inscription in our corporeal memory.

Analysis of the Death Sequence in *Mouchette* (Robert Bresson, 1967)

The character of Mouchette (Nadine Nortier) is a reserved young girl who cares for both her sick mother and baby while attending school in a small village in the French countryside. Having lost her way one evening in the forest while briefly seeking respite from the duties of daily life, Mouchette is taken in by a poacher who rapes her. Upon her return home, she cares for her mother and the infant, but at the very moment when the young girl seeks to relay her tragic encounter, her mother dies. Left alone with this heavy secret and the death of her mother, we observe Mouchette stop at the home of an elderly woman who speaks to her about death: 'And you, Mouchette, have you ever thought about death?' The spell is cast.

Mouchette goes to the forest where hunters are shooting hares, one of which is in the process of dying next to her. She observes it and then moves towards a stream where she sits and watches the water for a moment. She holds one of the dresses that the elderly woman has given her up against her body. She slides and lets herself roll in the grass, tearing the layers of dress fabric. Both arms are crossed over her chest, holding the cloth. Resting in the middle of a slope, she waves at a tractor driver busily working in the nearby field. She then returns to the top of the hill, lies down again, and hurtles herself downward, rolling in the same position before her fall is broken by a bush situated at the edge of the stream. She repeats the action a third time: we see her rolling and then hear the sound of a fall in the water, at which point the camera frames the moving water without showing the body of Mouchette. Only a blurred form is visible. From this shot, we simply assume that she allowed herself to sink.

Each time Mouchette prepares her body to roll in the aforementioned sequence, she repeats the same movement pattern: seated on the ground, she straightens her legs one after the other, followed by her back, both arms crossed over her chest, holding the dress when she rolls; her face remains focused and expresses its usual taciturn look. What's more, Mouchette does not fall on the ground; she delicately places herself onto its surface. Through the effect of repetition and the constructed nature of this movement sequence, her unusual suicide possesses a choreographic dimension. Her gestures combine softness with tenacity, painterly beauty with tragic destiny. Why does she roll in an obsessive manner so as to fall in the water? Why doesn't she jump? Could this be a form of despairing energy, a position chosen to bring her back to her dead mother or towards the childlike insouciance of rolling in the grass? This movement sequence also contains the idea of intoxication, a momentum specific to the movement itself that allows her to avoid confronting death face to face, a sequence of movements that enables her to forget death for a brief moment.

An important relationship to the ground is found in numerous contemporary dance techniques. The ground is taken as a source of energy that each body part can engage with and draw strength from; it is that which pushes us back towards verticality, or alternately, towards other earth-bound movements. We can anchor the weight of our bodies to the ground in order to acquire a better stability or to find the means to elevate ourselves. In the example of Mouchette, the ground enables her to gain momentum in her downward motion towards the stream and to engage the weight of her body within the uniform action of her rotary movement. The rotations she completes around herself on the ground, repeated three times consecutively, are also a way to play with time, to render it cyclical. The sad story of the girl's mother repeats itself in a cyclical manner through Mouchette. Here, destiny seems to turn in circles as does time. The same movement repeated affects our perception and does not provoke boredom, as one might imagine, but a form of meditation, of dream, of a secondary state, for the viewer and for the performer. The latter enters a state of corporeal exhaustion that might induce even further intoxication and create a form of trance, or of bliss. Mouchette's rotational movement does not reach such a point of intoxication, but represents an escape from continuous time. It is a passage from one natural element to another, from earth to water, closing the cycle of life, but in reverse order than that of the traditional passage from the womb to life on earth. This death contains a tragic feel in relationship to the film's narration, but it can also appear as a relief, a moment of tenderness and intoxication through the movement it depicts. The violence of gesture is diluted in the painterly beauty of its execution, while its repetition displays a paradox, both tragic and choreographic.

Conclusion

The idea of movement is inscribed in death itself, a 'movement of absolute alteration: the transition from life to death'.[8] In the filmic sequences that stage the death of various characters: 'the human body is thus caught in a circulation of speeds and dynamics that largely overtake it, becoming a simple accessory to movement'.[9]

Caught in a state of intoxication, the actor's own movements overtake her or him. The perpetual metamorphosis specific to the body's movements turns the body into an object that is difficult to solidify in representation. This alteration of the body and its inherent fragility is perceived daily in the dancer's practice. The dancer's tool is the body in which s/he feels its strengths and weaknesses, the passing pains of muscles and joints, and the permanent risk of accident that might put an end to her/his career. The dancer must learn to limit the risks that threaten the well being of the body. S/he has no other choice but to 'bet on the living and not on the image'.[10]

In order to remain creative, dancers must also renew their movements, altering them constantly by considering: 'how can we daily question, through the watchfulness of an engaged body and through the very tissues themselves, the lasting constructions we will become, with and through images?'[11] In order to free movement and open our corporeality to others, Jackie Tannafel describes the ideal performer:

> …a performer who perceives, not doubled through movement's representation; connected performers in control of their performance through risk and not the image; a performer who questions the work with regard to the inherent dangers of representation (including those of virtual worlds).[12]

We can imagine a similar process for actors who must, at the same time, abandon the image they have of themselves and the influence of images previously provided by the screen on which they appear in order to find gestures outside the confines of preconceived representations. What remains is the search to find, once again, a corporeality open to the infinity of movement, to its uncertainties, its magic, and its unpredictability:

> Leave acts and gestures to their uncertain becoming. Preserve the questioning mobility of all. This engages a work of the paradoxical body, to search at the same time within the possibility of fluctuation, to appear where one is not expected, but at the same time while exploring places of resistance and impossible links. This centres on favouring the 'hallucinatory magic of the trace', which is, at the same time, carried away by the body and left in space by the powerful freshness of the sensation.[13]

This is how the specific case of Mouchette's death in Robert Bresson's eponymous film obtains the same choreographic dimension. Carried away by the intoxication of her movements, the fall and the final suicide are elements that are as unpredictable as the rolling Mouchette executes beforehand. The exhilarating sensation of her rotary movement stays in our awareness as a moment of joy and wellbeing before death.

Mouchette's death truly belongs to her; she chooses to become intoxicated with movement and life before allowing herself to be carried to the peace found in death:

> Death is the only thing that might belong to man, my own death, the only thing that might belong to me, because I can feel it in me incessantly in the most infinitesimal movements, of the body, of the spirit, of the psyche, of the soul. In truth, it is life itself.[14]

It is possible to reappropriate our corporeal freedom, and therefore our death through movement, in which the enigma of our own existence resides. Incidentally, neither daily movement nor that of the performer can be reduced to one decipherable sign. When perceiving movement, we do not read a distinct sign with defined contours that is replicable and immediately understandable. Even if we have the possibility to describe, name, and reproduce the movement precisely, elements that are unreadable and undecipherable will remain. It is this evasive aspect of movement that creates its interest. Used by cinema and dance as a medium of human experience, it forms the central question at the heart of these two movement-based art forms, caught up in the whirlwind of metamorphosis.

Notes

[1] Georges Didi-Huberman, *Gestes d'air et de pierre, corps, parole, souffle, image* (Paris: Éditions de Minuit, 2005), 22-23.

[2] Sigmund Freud, *Essais de psychanalyse* (Paris: Payot, 1981), 26.

[3] Maurice Merleau-Ponty, *Sens et non-sens* (Paris: Gallimard, 1996), 73.

[4] Ibid., 74.

[5] Alain Berthoz, *Le sens du movement* (Paris: Editions Odile Jacob, 1997), 229.

[6] Alain Berthoz and Gérard Jorland, *L'Empathie* (Paris: Editions Odile Jacob, 2004), 70.

[7] Marcel Mauss, *Sociologie et anthropologie* (Paris: Presses Universitaires de France, 2004), 368.

[8] Nicole Brenez, 'Pourquoi faut-il tuer les morts?', in *L'invention de la figure humaine: Le cinéma: l'humain et l'inhumain*, ed. Jacques Aumont (Paris: La Cinémathèque française, 1995), 225.

[9] Ibid., 232.

[10] Jackie Taffanel, 'Corporéité, décorporéisation, virtualité?', in *Les imaginaires du corps, tome* II, ed. Claude Fintz (Paris: L'Harmattan, 2000),173.

[11] Ibid.,174.

[12] Ibid.,174-175.

[13] Ibid.,175.

[14] Jacques Aumont, *Du visage au cinéma*, (Paris: Cahiers du cinéma, 1992),196.

LA MORT AU CINEMA EST-ELLE CHORÉGRAPHIQUE OU COMMENT METTRE EN MOUVEMENT ET EN SCÈNE LA MORT PAR LE GESTE DANS LES FILMS DE FICTION ?

CLOTILDE AMPRIMOZ

L'idée est ici :

> (…) *mettre en mouvement* ce que nos habitudes intellectuelles veulent si souvent *mettre en arrêt*. (…) Pierre Fédida montre comment *le jeu*, qui suppose le geste, *éclaire le deuil*, qui suppose l'abattement du geste. Il décrit là, magnifiquement deux petites filles qui « mettent en jeu » le deuil de leur mère en inventant quelque chose comme une *forme chorégraphique* – traversée, à ce titre, par le plaisir, le rire et le mouvement – *de la mort.*[1]

J'ai choisi en 2004 de travailler sur « une lecture chorégraphique des gestes de la mort dans les films de fiction » pour mon mémoire de recherche de DEA (Master 2) à l'EHESS. J'ai pu observer alors à travers un corpus de vingt films de fiction entre le début du XXème et celui du XXIème siècle comment les gens meurent au cinéma, d'une esthétique expressionniste à une autre plus virtuelle ou symbolique, entre réalisme ou théâtralité, avec un souci ou une absence de gravité.

La mort représentée ou non-représentée, représentable ou non-représentable

Toute œuvre d'art résulte d'un choix de montrer la réalité selon le point de vue du créateur. La mort fait partie de notre existence et l'art a toujours cherché à en donner une représentation suivant les moyens propres à son medium. Par l'angoisse qu'elle suscite, la mort reste à la limite du concevable, et en cela du représentable : « Personne ne croit à sa propre mort ou, ce qui revient au même, dans son inconscient chacun est persuadé de sa propre immortalité. »[2]

Les films de fiction peuvent nous donner un type de représentation par un schéma gestuel dont j'ai observé certaines caractéristiques particulières. Utiliser le geste comme medium à la représentation de l'acteur mourant à l'écran est une convention que le spectateur accepte comme telle. Les gestes qui nous sont donnés à voir obéissent à un cadre défini par notre culture et notre société occidentale contemporaine. Ils insistent sur la dimension pathétique et parfois spectaculaire de la mort dans une esthétique propre au réalisateur. Le spectateur accepte cette représentation, il déchiffre la signification de chaque geste qui joue sur l'expression de la douleur dans les plis du corps et du visage, sur l'aspect irrémédiable de la chute du corps et de l'arrêt de ses fonctions vitales.

La problématique, le traitement et les questions ouvertes par ma recherche, en bref

J'avais choisi un traitement intuitif de cette question pour constituer une analyse à la fois pratique et théorique qui me donne envie à l'heure actuelle de concevoir des films ou des performances sur ce thème. J'en étais arrivée à l'idée d'une construction gestuelle de la mort, quelque chose de chorégraphique dans la mise en scène, dans l'artifice des gestes représentés ; le travail artistique propre à la danse comme au cinéma est de mettre en scène la réalité par des gestes. Ici le travail du corps vivant de l'acteur-danseur est confronté à un sujet qui le dépasse car il ne connaîtra cet état de corps qu'à sa propre mort.

Très tôt dans le cinéma lui-même, se trouve l'idée d'une codification du geste à parodier : acteurs jouant à mourir dans la dramaturgie même du film de fiction en plus de faire semblant de mourir sur le plateau (morts dans la narration). Il y a donc une réflexivité dans la représentation même de la mort qui la cristallise comme un élément essentiel de la gestuelle au cinéma, comme une citation interne à cet art (c'est ici la même idée que le théâtre dans le théâtre).

La mort au cinéma serait comme notre premier rapport à la mort ; l'enfant conçoit qu'il peut perdre sa famille, ses amis, même s'il n'a pas encore été confronté à cette réalité (il est rare d'assister à la mort de quelqu'un, même pour un adulte, sauf accidentellement) comme si cette représentation cinématographique réveillait un instinct, un savoir du corps vis-à-vis de la mort. L'image apparaît alors comme le medium d'un savoir interne projeté à l'extérieur de nous-mêmes pour revenir par la perception à l'intérieur de nous ; notre fascination pour l'image viendrait peut-être de cette capacité de l'image à nous rappeler des sensations, des émotions et des savoirs intérieurs.

Ce sujet m'a conduite à me poser un certain nombre de questions que je partage ici avec vous : Y-a-t-il un type de schéma gestuel représentant la mort au cinéma ? Apparemment oui et on pourrait sûrement se poser la même question pour d'autres actions humaines représentées au cinéma. Qu'est-ce que raconte une telle codification des gestes au cinéma (l'histoire d'un monde en création ou l'histoire de représentations ancestrales…) ? Pourquoi un tel choix est-il opéré au cinéma ? Ces questions demeurent encore ouvertes, même si finalement on peut constater l'efficacité d'un tel schéma gestuel du point de vue de la réception (dans ses dimensions tragique ou comique), la formation d'une forme d'empathie kinesthésique, la persistance de ces gestes dans l'imaginaire et dans le corps, la fascination pour la mort et pour les figures spectaculaires des acteurs mourants (la mort comme spectacle).

La perception de la mort au cinéma, une forme d'empathie

Pour ne pas s'arrêter seulement à la codification des gestes et à la dimension représentative, il est important dans ce type d'analyse de s'interroger sur la perception que l'on a de ces gestes.

> Un film signifie comme nous avons vu plus haut qu'une chose signifie : l'un et l'autre ne parlent pas à un entendement séparé, mais s'adressent à notre pouvoir de déchiffrer tacitement le monde ou les hommes et de coexister.[3]

Selon Merleau-Ponty, le cinéma se perçoit avant toute pensée et cette perception nous permet d'en comprendre sa signification. Ce qui l'intéresse dans la perception du cinéma, c'est l'expression des personnages, leur comportement, révélateurs d'émotions et de sensations :

> Voilà pourquoi l'expression de l'homme peut être au cinéma si saisissante : le cinéma ne nous donne pas, comme le roman l'a fait longtemps, les pensées de l'homme, il nous donne sa conduite ou son comportement, il nous offre directement cette manière spéciale d'être au monde, de traiter les choses et les autres, qui est pour nous visible dans les gestes, le regard, la mimique, et qui définit avec évidence chaque personnage que nous connaissons. […] Nous sentirons beaucoup mieux le vertige en le sentant de l'extérieur, en contemplant ce corps déséquilibré

qui se tord sur un rocher, ou cette marche vacillante qui tente de s'adapter à on ne sait quel bouleversement de l'espace.[4]

En choisissant de nous faire percevoir les gestes de ses personnages, le cinéma nous met directement dans un dialogue de l'ordre de l'empathie entre nous et l'acteur. Ces gestes nous parlent, ont du sens pour nous, ils sont compris par notre corps avant même qu'on essaye de les déchiffrer grâce à notre sens du mouvement ou sens kinesthésique. Notre perception est liée à l'action, elle produit une « *simulation interne de l'action* » selon Alain Berthoz.[5] Cette faculté perceptive nous permet de nous mettre à la place d'autrui quand nous observons ses gestes. Ainsi

> la perception des conséquences d'une action exécutée par une personne active dans le cerveau d'un observateur une représentation similaire à celle qu'il aurait lui-même formée s'il avait eu l'intention de l'exécuter.[6]

Cette forme d'empathie kinesthésique permet de comprendre le mouvement exécuté par autrui mais n'implique pas forcément la résonance émotionnelle de ce mouvement propre à cette personne. La perception du cinéma nous donne des modèles de gestes qui s'inscrivent d'une certaine manière dans notre corps. Le cinéma véhicule des comportements et nous les transmet, ainsi Marcel Mauss note en 1934 que « les modes de marche américaine, grâce au cinéma, commençaient à arriver chez nous ».[7]

La représentation des gestes de l'acteur mourant au cinéma pénètre elle aussi à l'intérieur de notre corps par empathie et construit notre propre manière de nous représenter la mort. Tous ceux qui ont déjà vu un film de fiction dans leur vie peuvent reproduire gestuellement une mort correspondant à l'enchaînement de mouvements que nous avons pu observer. L'adoption de comportements qui nous seraient au départ étrangers vient aussi de cette fascination que nous avons pour les images et en particulier pour le cinéma. Il produit des modèles de corps, de démarches ou de façons de parler par exemple à travers les stars. Il serait difficile de savoir quels gestes nous ferions pour mourir dans la même situation que les personnages, mais il se pourrait qu'ils ressemblent au schéma adopté par les personnages au cinéma du fait de son inscription dans notre mémoire corporelle.

Analyse de la séquence de la mort de Mouchette

Le personnage de Mouchette (Nadine Nortier) est une jeune fille taciturne s'occupant de sa mère malade et de son dernier nouveau-né tout en allant à l'école dans un petit village de la campagne française. S'étant égarée un soir dans la forêt où elle voulait s'évader de son quotidien, elle est recueillie par un braconnier qui finit par la violer. Rentrant chez elle, elle s'occupe de sa mère et du bébé et lorsqu'elle veut raconter à sa mère sa tragique aventure, celle-ci meurt. Laissée seule avec ce lourd secret et le décès de sa mère, on la voit s'arrêter chez une vieille dame qui lui parle de la mort : « Et toi Mouchette, as-tu déjà pensé à la mort ? » La formule est lancée. Elle va alors dans la forêt où des chasseurs tirent sur des lièvres dont un agonise près d'elle. Elle l'observe puis part près d'un cours d'eau, s'assoit et regarde l'eau un instant. Ensuite elle met contre elle une des robes que lui a donné la vieille dame. Elle glisse et se laisse rouler dans l'herbe, les voiles de sa robe se déchirant, les deux bras croisés sur sa poitrine tenant le tissu. Arrêtée au milieu de la pente, elle fait un signe de main au conducteur d'un tracteur occupé à travailler dans le champ voisin. Alors elle remonte la pente, s'allonge à nouveau et dévale la pente en roulant sur elle-même dans la même position et est arrêtée par un arbuste situé au bord du cours d'eau. Elle répète l'opération une troisième fois, on la voit rouler puis on entend un bruit de chute dans l'eau et la caméra cadre l'eau mouvante sans qu'on y voie le corps de Mouchette mais une forme trouble. On suppose simplement par ce plan qu'elle s'est laissé couler. A chaque fois qu'elle se prépare à rouler, Mouchette réitère la même gestuelle : assise au sol, elle allonge les jambes l'une après l'autre, puis le dos, les deux bras pliés en croix sur sa poitrine tenant la robe quand elle roule ; son visage est concentré et garde son air taciturne habituel. De plus, elle ne chute pas au sol, elle s'y dépose délicatement. Par l'effet de répétition, le caractère construit de l'enchaînement de ses mouvements, ce suicide singulier a une dimension chorégraphique. Sa gestuelle mélange douceur et acharnement, beauté plastique et destin tragique. Pourquoi roule-t-elle de manière obsessionnelle afin de tomber dans l'eau, pourquoi ne saute-t-elle pas ? Serait-ce une forme d'énergie du désespoir, une position choisie pour la ramener vers sa mère morte allongée ou vers l'insouciance enfantine de faire des roulades dans l'herbe ? Il y a aussi dans cette gestuelle l'idée d'une ivresse, d'une inertie propre au mouvement lui-même lui permettant de ne pas affronter la mort en face, d'avoir une séquence de mouvements qui lui permettent de l'oublier un instant. Rouler au sol est extrêmement enivrant.

Le rapport au sol est à la base de nombreuses techniques de danse contemporaine. Le sol est pris comme une source d'énergie où chaque partie du corps peut s'appuyer et y puiser une force qui nous repousse vers le haut ou dans d'autres déplacements au sol. On peut ancrer le poids de son corps dans le sol pour y acquérir une meilleure stabilité ou y trouver les moyens de s'élever. Dans l'exemple de Mouchette, le sol lui permet d'avoir de l'élan dans sa descente vers le ruisseau et de faire jouer le poids de son corps dans l'inertie de son mouvement rotatif. La rotation sur elle-même au sol, répétée trois fois de suite, est aussi une manière de jouer avec le temps, de le rendre cyclique. L'histoire malheureuse de sa mère se répète de manière cyclique avec elle, le destin semble tourner en rond, comme le temps. Un même mouvement répété a des effets sur notre perception qui ne provoque pas l'ennui, comme on pourrait le croire, mais une forme de méditation, de rêve, d'état second, pour le spectateur et le danseur. Ce dernier rentre dans un état corporel d'épuisement pouvant l'enivrer d'autant plus et créer une forme de transe, de jouissance. Le mouvement de rotation de Mouchette ne va pas jusque-là dans l'ivresse mais figure une échappée du temps continu, un voyage d'un élément naturel à un autre, de la terre à l'eau, pour refermer le cycle de la vie de la manière inverse qu'elle l'avait ouvert, du liquide amniotique à la terre. Cette mort contient une charge pathétique en regard à la narration du film mais elle peut apparaître comme un soulagement, un moment de douceur et d'ivresse par la gestuelle qu'elle met en scène. La violence du geste se délaye dans la beauté plastique de son exécution et la répétition en montre le paradoxe, à la fois pathétique et chorégraphique. En tout cas, cet exemple fait figure d'exception comme d'autres cas de suicide que j'ai pu étudier dans mes recherches.

Conclusion

L'idée d'un mouvement est inscrite dans la mort elle-même, « *mouvement de l'altération absolue : le passage de la vie à la mort.* »[8] Dans les séquences de films mettant en scène la mort des personnages, « le corps humain se trouve ainsi pris dans une circulation des vitesses et des dynamiques qui le déborde très largement, il devient un simple accessoire du mouvement. »[9] L'acteur est dépassé par son propre mouvement, pris dans son ivresse. La métamorphose perpétuelle propre aux mouvements du corps fait du corps un objet difficile à figer dans une représentation. Cette altération du corps, sa fragilité constitutive est perçue au quotidien par le danseur dans son travail. Le corps étant son outil principal de travail, il en ressent les forces et les faiblesses, les douleurs passagères des muscles et des os et le risque permanent de l'accident qui interrompra sa carrière. Il doit apprendre à limiter les risques qui menacent le bon fonctionnement de son corps. Le danseur n'a pas d'autres choix alors que de « parier sur le vivant et non pas sur l'image ».[10]

Afin de rester créatif, il doit aussi renouveler ses mouvements, les altérer en permanence en se demandant « comment interroger chaque jour, dans la vigilance d'un corps engagé, dans les tissus mêmes, ce que nous serons, bétonnons, grillageons, avec et par les images ».[11] Pour libérer le mouvement et ouvrir sa corporéité à autrui, Jackie Taffanel dresse le portrait de l'interprète idéal :

> un sujet percevant, non dédoublé dans une représentation du mouvement ; un sujet relié en maîtrise par le risque et non en contrôle de et par l'image ; un sujet interrogeant dans le travail sous le regard les pièges inhérents à la représentation (dont ceux des univers virtuels).[12]

Nous pourrions imaginer un travail similaire pour les acteurs devant à la fois faire abstraction de l'image qu'il ont d'eux-mêmes et de celle que leur renvoie l'écran où ils sont projetés afin de trouver leurs gestes en dehors des représentations qu'ils en ont. L'idée reste de retrouver une corporéité ouverte à l'infinité du geste, à son incertitude, à sa magie, à son imprévisibilité :

> Laisser les actes et les gestes à leur devenir incertain. Préserver la mobilité questionnante de tous. Cela engage un travail du corps paradoxal, à chercher à la fois dans la possibilité de fluctuer, d'apparaître là où on ne l'attend pas, mais en même temps en explorant des lieux de résistances et de liens impossibles. Il s'agit de favoriser cette « magie hallucinatoire de la trace », à la fois emportée par le corps et laissée dans l'espace par la puissante fraîcheur de la sensation...[13]

C'est pourquoi le cas particulier de la mort de Mouchette, dans le film éponyme de Robert Bresson de 1967, prend ce caractère chorégraphique. Emportée par l'ivresse de son mouvement, la chute et le suicide final apparaissent comme des éléments aussi imprévisibles que les roulades qu'elle effectue auparavant. La sensation grisante de son mouvement rotatif fait trace dans notre perception comme un moment de joie, de bien-être avant la mort. La mort de Mouchette lui appartient vraiment, elle choisit de s'enivrer de mouvement, de vie avant de se laisser emporter dans la paix de la mort :

> La mort serait la seule chose qui puisse appartenir à l'homme, ma propre mort, la seule chose qui puisse m'appartenir, puisque je la ressens en moi incessamment dans les mouvements les plus infinitésimaux, du corps, de l'esprit, de la psyché, de l'âme. En vérité, c'est la vie même.[14]

Il faudrait arriver à se réapproprier notre liberté corporelle et donc notre mort par le geste où réside l'énigme de notre propre existence. D'ailleurs, ni le geste quotidien, ni celui de l'acteur, ne saurait être réduit à un signe lisible et déchiffrable. Dans la perception du mouvement, on ne saisit pas un signe isolé, aux contours définis, reproductible et compréhensible d'emblée. Même si nous avons la possibilité de décrire avec exactitude, nommer, reproduire ce geste, il persistera de l'illisible, de l'indéchiffrable. La dimension insaisissable du geste fait son intérêt. Utilisé par le cinéma et la danse comme medium d'une expérience humaine, il est au cœur de la problématique de ces deux arts du mouvement et est pris dans le tourbillon de la métamorphose.

Notes

[1] Extraits du livre « Gestes d'air et de pierre, corps, parole, souffle, image » de Georges DIDI-HUBERMAN (Editions de Minuit, 2005), p.22 et 23.
[2] Sigmund FREUD, *Essais de psychanalyse* (Payot, Paris, 1950), p.26.
[3] Maurice MERLEAU-PONTY, « Le cinéma et la nouvelle psychologie », *Sens et non-sens*, op. cit., p.73
[4] Ibid., p.74
[5] Alain BERTHOZ, *Le sens du mouvement,* op. cit.
[6] Alain BERTHOZ et Gérard JORLAND (sous la direction de), *L'Empathie*, op. cit., p.70
[7] Marcel MAUSS, *Sociologie et anthropologie*, op. cit., p.368
[8] Nicole BRENEZ, « Pourquoi faut-il tuer les morts ? », in Jacques AUMONT (sous la direction de), *L'invention de la figure humaine. Le cinéma : l'humain et l'inhumain*, p.225
[9] Ibid., p.232
[10] Jackie TAFFANEL, « Corporéité, décorporéisation, virtualité ? », in Claude FINTZ (sous la direction de), *Les imaginaires du corps*, tome II « Du corps virtuel… à la virtualité des corps », op. cit., p.173
[11] Ibid., p.174
[12] Ibid., p.174 et 175
[13] Ibid., p. 175
[14] Jacques AUMONT, *Du visage au cinéma*, op. cit., p. 196

II:

THE SOMATIC CAMERA/
LA CAMÉRA SOMATIQUE

PERFORMANCE TECHNIQUES BEHIND THE LENS: APPLYING THE NIKOLAIS/LOUIS PHILOSOPHY OF MOTION TO CINEMATOGRAPHY

TIM GLENN

Introduction

'Performance Techniques behind the Lens' investigates how the Modern Dance philosophy and method developed by Alwin Nikolais and Murray Louis may be applied to the performance of camera motion in cinematography. In the videodance genre, motion is both the subject of the frame and often the method of kinetically shaping the viewer's perspective. Kinetic camerawork requires expertise in performance behind the camera, and the quality of motion perceived in the frame can be enhanced with greater sensitivity to movement identities. Cinematography that entails partnering the moving figure may benefit from the application of technical and compositional skills developed through dance training. Dancers may contribute their highly developed abilities as the artists of motion.

The Nikolais/Louis approach to performance naturally translates to cinematography due to the universal nature of Nikolais' philosophy of motion, which can be distilled to 'sensing the doing'.[1] Nikolais defined dance as the art of motion and dedicated much of his life developing a vocabulary to articulate his philosophy. This method integrates mind, body, and spirit through creative and analytical explorations of performance, theory, and composition. This training develops heightened sensitivity to the abstract components of action and is dependent on conscious execution of motion. Performers channel intent and create a totality in performance. These competencies empower a performer to transfer dynamic energies and create the perception of kinetics.

Camera Movement and the Choreographed Camera

Camera movement in videodance involves far more than executing a progressive series of storyboarded compositions. The camera's choreography —adding motion to motion—goes beyond the *when* and *where* of frame position, to include *how* the movement is to be executed. It is this performativity that offers the cinematographer the potential to create a kinetically charged experience for viewers.

Dance is a visual and kinetic art, and dance cinematography brings with it the expectation of a visual and kinetic experience. Visceral, gut-felt sensations result from the expressive performance of videographers producing dynamic relationships between the dancer and camera. This camera movement cannot be haphazard or void of intent. Stefan Sharff, author of *The Elements of Cinema*, qualifies that pedestrian camera movement cannot be considered cinaesthetic. It must operate within a framework of aesthetic originality.[2] Sharff's perspective is directly related to the Nikolais/Louis philosophy of motion, in which being in the right place at the right time is simply not enough. Nikolais compared the lack of aesthetic originality to a pianist mechanically playing the notes. He said that the pianist hasn't the right to be called an artist because he has not 'involved the minute details which need to be there to make the work an art experience'.[3]

Creating this 'art experience' involves virtuosity of performance from both the subject and the videographer as they move in tandem. Merce Cunningham said that when camera movement acts in consort with choreography a synergy occurs that produces a movement experience not possible on the stage.[4] Filmmaker Elliot Caplan, who worked closely with Cunningham, noted the excitement and responsibility for presenting a combination of subject and camera movement in a dance film.[5] Katrina McPherson says, 'The choreographed camera, moving through space in relationship to the dancers, alters our perception of the dance…creating a fluid and lively viewing experience'.[6] She feels that the 'movement quality of the person operating the camera can be perceived in the shot'.[7] This perception of movement quality, including the ability to detect the dynamics of the cinematographer, is the focus of 'Performance Techniques behind the Lens'.

Categories of Camera Movement:
Axial, Locomoter, Freeform

All camera movement, like choreography, can be analysed based on use of space. Axial, locomotor, and freeform categories emerge and can be applied to both choreography and cinematography. All camera movement may be further analysed as having some relationship to Nikolais' four movement ranges of body action: locomotion, peripheral, rotary, and flex-extension.[8]

Axial

Axial camera movement includes any action performed on a stationary tripod or while standing in one location. The movements of panning, tilting, and canting could be referred to in Nikolais' terms as 'rotary actions' because they pivot around a central axis. One might also consider panning and tilting as generating a peripheral action, since the camera's cone-shaped view arcs outward from the lens. Zooming and pulling focus simulate change, but are accomplished without changing position. The elongated arms of a crane, and their hinging joints, are related to flex-extension, during which the performer becomes acutely aware of joint action. Cinematographers must be keenly aware of the different axial sensations associated with rotary, peripheral, and flex-extension.

Locomotor

Locomotor camera movement includes actions that move through space, such as dollying or trucking. Comprehending the laws of motion and the effort needed to move into space can assist the cinematographer in executing directional movements. Nikolais said that that the performer 'purposely releases opposite forces of radial energy that cause him to move in any direction he may choose'.[9] Legible and unambiguous pathways, whether linear or curvilinear, require an awareness of spatial direction and balanced energy flow.

Freeform

The freeform category includes handheld camerawork, which offers the greatest potential for incorporating motional artistry. *The Art of Technique* by John Douglas and Glenn Harnden describes the difficulty in accomplishing smooth movement and recommends, 'bending the knees and doing a kind of Groucho Marx glide'.[10] Some filmmakers avoid freeform camerawork altogether. Yet dancers trained to move with control may offer their expertise in accomplishing smooth motion, particularly Nikolais-trained dancers who work endlessly to achieve uninterrupted momentum at a single level while moving across the floor.

Partnering the camera offers the opportunity to apply the movement-specific contributions of technical dance training, whether executing axial, locomotor, or freeform motion. Evann Siebens concisely summarizes, 'Dance film is a visual art that involves movement, strength, and physical awareness. What better field for a dancer?'[11]

Nikolais/Louis Philosophy and Method of Modern Dance

The Nikolais/Louis philosophy and method of performance offers foundational principles that may be logically translated to accomplishing effective camera movement. Nikolais' definition of motion is stated as the dancer's sentient awareness and skilful ability to experience and perform the qualities that rest in movement. Videographers may integrate this performance technique to create perceivable motion dynamics—a kinetic chemistry between dancers and the camera movements executed by videographers.

A 'thinking dancer' who exhibits a physical intelligence in performance is the result of Nikolais' approach to integrated training. Writer Marcia Siegel notes that after several years of training, Nikolais' dancers seem able to accomplish almost any kind of technical feat, but they have also developed an acute sense of time and space.[12] She went on to describe the versatility associated with dancers in the Nikolais Company in chapter four of *The Returns of Alwin Nikolais*, 'Artisans of Space'. She noted that 'Nikolais' dancers, beginning with the 1950s…were acutely in control of an expressive, Laban-defined universe of dynamics and kinespheric space'.[13] This specialized and diverse training offers a strong foundation for any application in the moving arts.

Nikolais introduced a number of new terms and concepts to the dance field as part of his philosophy of Modern Dance. His new ways of thinking about presence in performance can also be applied to the dancing cinematographer. Central to the mastery of these concepts was Nikolais' concept of decentralization.

Decentralization

The dancer and videographer may fully engage in the purity of action and validate communicative potential by embracing the Nikolais concept of decentralization: dancing 'it', not how you feel about 'it'. This principle, that Nikolais instated in both choreography and pedagogy, invited performers to 'transcend personal fixations in order to let motion explain itself'.[14] Decentralization deals with 'creating a fluid centre' and offers a technical approach that includes 'fluidity of mind, imagery, and response'.[15] When attempting to achieve a decentralized state, the performer places his focus on the motion rather than on himself. The result of decentralizing the ego is a 'current of illumination that enlivens the movement'.[16] The body/mind state of decentralization—allowing motion to explain itself, employing fluidity of mind, imagery, and response, and enlivening the movement—is the ultimate goal of performance, whether in front of or behind the camera.

The Illusion of Energy

Nikolais said, 'Dance as an art is the art of illusion'.[17] Cinematography, like dance, can also be an art of illusion. Much like the Nikolais-trained dancer extends energies beyond the body, the videographer creates dynamic phrasing that results in illusions of motion through the selective and intentional combination of time, space, and energy. Such illusions become possible when the performer becomes one with the movement and enters a state of transcendence. Videographers should aspire to be 'in the moment' much like dancers during performance.

Performance dynamics behind the camera that make use of bi-directional resistance, breath, momentum, and weight create motional identities. Audience-perceived sensations of lightness and weight can be achieved through selective combinations of acceleration and deceleration. Videographers may embody a mastery of sustainment and other illusionary qualities, which require virtuosic muscular control and a cognitive motivational base.

Filmmaker Charles Atlas creates the illusion of energy and dimensional space through a complex combination of camera movement, and choreography moving in and out of the frame.[18] McPherson tries to create an energy that involves the viewer in the movement, allowing them to become an active participant in the action, rather than simply a passive observer.[19] Both Atlas and McPherson see camera movement as beneficial in achieving energy in the frame.

'The Big Four': Major Principles of the Dancer's Art

Nikolais categorized the major principles of the dancer's art as Time, Space, Shape, and Motion. These became the 'fundamental ABCs in his analysis of dance'.[20] An understanding of 'the big four' can assist any performer in defining and enriching a movement experience. At any moment, the mover should embody a sense of 'the when', 'the where', 'the what', and most importantly 'the how' of choreography.

Space

Spatial concerns include level, direction, facing, plane of action, positive and negative space, etc., basically, anything related to 'where' the movement occurs. As the lens of the camera moves through space, the composition within the frame is continually altered. An enhanced awareness of space can only benefit the videographer in making aesthetic choices within this ever-changing composition.

The Nikolais dancer develops a keen awareness of dimensionality, then, takes that awareness into directional pathways through locomotion. Traveling forward, backward, sideward, diagonal, and around requires spatial differentials in performance. 'Where' the performer is moving in space must be reflected in their totality, shifting their energy flow, and fully sensing the architecture of space.

Time

Temporal concerns include duration, rhythm, acceleration, deceleration, syncopation, and anything related to 'when' the movement occurs. Nikolais/Louis training results in a high degree of sensitivity to the temporal aspects of performance. Dance is a time-based medium, as are film and video. Artists in these fields must deal with the timing of movements. Sharff notes the subliminal rhythm created by graphic changes in camera movement.[21] This rhythm becomes a counterpoint to the motional musicality of the performer in videodance. Developing a temporal awareness is important for the dancer, as well as for the videographer.

Shape

The shape of the videographer's body behind the camera is typically not visible in the resulting footage, yet applying Nikolais concepts related to shape might aid the videographer in developing an awareness of energy flow within the body. Louis compares the creative and technical demands of shape to the camera lens when writing:

> The ability to focus and to adjust a shape demands an internal eye to pull the entire body into focus, like a camera lens. This focus is achieved by the body's sense of consonance: the desire to seek a totality or balance of design.[22]

Although the physical form of the body changes while executing a shot, most cinematographers probably do not think about the specificity of sculptural evolution while moving the camera. Nikolais' concept of pinpoint sensitivity results in an interior sensibility of the body's sculptural transition from shape to shape. Maintaining a balance of design can help eliminate excess tension, such as elevated shoulders.

Motion

The word *motion* has many connotations and is frequently used in the film industry to describe the movement in and of the frame. Sharff says, 'The moving camera creates a subjective world of motion'.[23] The writings of Douglas and Harnden describe camera movements choreographed with the action of the performers, giving a fluidity of motion to the audience's point of view.[24] Although the documentary, *Olympia*, produced and edited by former dancer Leni Riefenstahl, is not a dance film, it has been said that the film is deserving of a special category based on its unsurpassed study of physical motion.[25]

In Nikolais terms, the word *motion* has very specific meaning, and his interpretation of motion, as an awareness of the interior sensibilities of action, is at the core of generating footage that contains perceivable dynamics. Motion is an 'enriching composite' that results from the contributions of many of the dancer's facilities, including appropriate combinations of time and space.[26] Of 'the big four' principles, motion is most essential in performance behind the lens. Nikolais proposed that it was not the gross movement, but the detail of the motion, which is fundamental to the art of dance.[27] Motion, as Nikolais distinguished it from movement, had to do with the dancer's sensory skills...motion was sensing the doing.[28] Nikolais illuminated his concept of motion within a statement on dance in the 1968 *Impulse, Dance: A Projection for the Future*. He noted that motion is not one, but many things including form/shape, space, time, and the nature of the motion itself. It is the content of the detail, the vista of the itinerary, the realization of that which transpires in between.[29]

Kitty Cunningham's *Conversations with a Dancer* is an interview with Michael Ballard, former soloist and dance captain with the Murray Louis Dance Company and member of the Nikolais Dance Theatre.[30] Ballard summarizes the idea of motion by saying,

> Movement, the gross movement, is the lifting of the arm. Motion is the sensing of the inside of the movement, the lifting of the arm, while the arm weights a certain amount, through a certain amount of space, occupying a certain amount of time. Motion is the sensing of all these things at once while the movement is happening...Always trying to be completely aware of what's going on. Motion means finding the balance of the how.[31]

As for cinematography, motional performance is the transcendence that can occur when a videographer rides the gestural journey as the innocent act of motion.

Graining

Graining is a Nikolais technique that supports motional achievement. It 'directs internal energy and charts the itinerary of mobility. It is a visible indicator of the body's aliveness and participation in fulfilling movement'.[32]

The principle of graining was called into play by dancers in the Nikolais Company to extend their motional qualities beyond the body and into space, or into a kinetically charged prop or costume. The performer's projectional aura and a fully committed state of body/psyche resulted in conditions of totality, resonance, consonance, presence, and immediacy. The mastery of these and other Nikolais concepts allows the dancing videographer to achieve proficiency when accomplishing camera motion.

Transference of Energy

Nikolais made use of extending the performer's energy beyond the body in a number of choreographic works like *Tensile Involvement*, *Mantis* from *Imago*, *Gallery*, *Aurora*, and others. When explaining

Nikolais' approach to the use of props, Louis says, 'Place your centre into the newly created entity and instil it with a neuromuscular energy of its own. Project into it and through it. Bring it to life'.[33] Comparably, the transference of energy from cinematographer to the resulting footage is key.

Interrupted/Limited Dynamic Spectrum

The employment of some accessories tends to interrupt and neutralize energy from the cinematographer, smoothing camera motion and reducing the dynamic range of performance. The resulting footage is not a true representation of the cameraperson's motion. Movements are filtered. The effects of gravity are reduced, or eliminated, and the spectrum of timings is limited. In some cases this limited spectrum is a desired effect. A production team will go to great lengths to eliminate abrupt movement, somewhat sterilizing motion.

Achieving mechanically smooth perfection seems to be an obsession for many filmmakers. When discussing the goal of mobility and stability, *The Art of Technique* says, 'The ideal camera mount would be an invisible skyhook that would enable the camera to float in mid-air and hold rock steady, yet move in any direction with agility and precision'.[34] Sharff also refers to the 'floating camera'.[35] Another film director's solution is that the camera would be put on a dance floor so that it could move fluidly in all directions.[36]

Freeform accessories that facilitate gliding and floating motions result primarily in sustainment and lightweight qualities. These accessories increase the mobility of the cinematographer, but one may not ignore the decrease in dynamic potential that limits spirited and animated performance behind the lens. McPherson proposes finding a balance by aiming for a 'fluid, yet lively sense of movement'.[37]

Uninterrupted/Unlimited Dynamic Spectrum

Handheld accessories that extend the grip of the camera without counter-balancing or reducing motional dynamics, allow the cinematographer to achieve an uninterrupted energy flow. The Nikolais concept of graining can be applied to direct energies through the body and into camera motion. This process results in what Nikolais calls presence. *Dancefilm* author Erin Brannigan notes, 'This idea of presence, results from the conversation of the performer through the cinematic apparatus...onto the screen as image'.[38]

The cinematographer may communicate specificity of action, making use of subtle and diverse energies, without the use of an apparatus that prioritizes floating or smooth motion. Achieving this complete transcendence, on stage and behind the camera, involves both physical and psychic engagement.

Physical and Psychic Engagement

Achieving an uninterrupted energy flow of motionally-specific action requires training the body, mind, and spirit in an inseparable manner. The entire being must be engaged. A totality must be achieved through an all-inclusive mastery of thought and action that involves bodily intelligence and cognition. The motion must be clearly understood and the body must be capable of materializing the intended kinetic vision.

Physical Engagement

The rigor of dance training that includes increased stamina, flexibility, body awareness, and moderation of excess tension in the body, can only lead to more successful physical execution of camerawork. The performer must negotiate the use of muscular tension, determining when it is desirable to support a dynamic quality, or when it is a deterrent of performance. Nikolais believed the 'agreement of energy expenditure and physical task keeps bodies available for detailed articulation, unifying execution and motional intent'.[39] The dancer must search his body for 'tensions that intrude and alter the balance and identity" to achieve this consonance'.[40] A videographer can avoid muscular tension, opting, rather, for a purposeful release of energy by applying Nikolais' projection concept. Improper projection may result in negative posture, which will cause immobility of the arms. 'One must acquire the skill of matching or tuning the body and space to the mind'.[41]

Psychic Engagement

Engagement of the performer's psyche, in concert with the abilities of the physical instrument, is essential in achieving fully realized motion. The psyche can be considered our 'will, guts, and drive: our inner person, motivation, intuition, and imagination'. Louis says that the performer must recognize and strengthen the psyche as an active and functioning part of the body.[42]

One must will the mind to be totally present. By projecting presence into motion, the dancer transforms imagined existence into actual reality. Nikolais stated, 'The person should have stamina of mind as well as of body'.[43] It is the performer's mindset that creates a state of realness.[44] The videographer transcends mere manipulation of the camera to become a magician, creating illusions by maintaining a state of immediacy and decentralization in performance. Consistency in achieving this mind/body state is developed through an appreciation of performance theory.

Theory: Improvisation, Intuition, and Immediacy

Nikolais and Louis approached the teaching of dance theory through movement experiences that included a unique approach to improvisation. They challenged movers to become attuned to intuition. The result was an artist capable of making instantaneous compositional choices, and fully committing to those choices with a sense of immediacy. Performers worked to achieve 'instant choreography and instant performance'.[45] The improvisational dancer is much like the videographer in action. The movers commit to a combination of movement principles, while composing choreographic elements within space and time. Nikolais said, 'The artist is the champion chooser'.[46] Like dancers, cinematographers may hone their compositional and performative abilities through an embodied study of dance theory.

Sentient Awareness

It all comes down to sensitivity, conscious perception of action, and feeling the kinetic sensation. Nikolais said, 'The basis, from our point of view, is sensitivity…a matter of training the senses, but, even more, training the perceptions'.[47] This is equally important when performing choreography of the camera. Developing one's sentient awareness requires an understanding of the distinction between movement and motion. Louis explains the importance of sensitivity as it relates to his definition of dance.

Movement is the gross or general pattern of action, and motion the inner itinerary that qualifies it and distinguishes it as dance. All creatures, human and otherwise, move; but anyone who can apply their sentient facilities towards sensing the motion transpiring through their movement, dances.[48]

All movement, no matter how seemingly irrelevant, has validity and artistic potential when sensed and qualified as motion. The spectrum of motional possibilities is limitless. Subtle changes in direction are consciously perceived, transforming mindless transitions into choreographic events. Physiology comes into play when controlling sensitivity, as specific directional changes are felt through 'open pores and tactile alertness'.[49] Gradients of time and energy are experienced as the performer becomes keenly aware of temporal and dynamic progressions. It is this sentient awareness that transforms the moving camera into the dancing camera.

Conclusion

Videodances often utilize the choreographed camera to kinetically shape the viewer's perspective, and the execution of camerawork necessitates virtuosic performance to achieve exemplary camera movement. The camera operator is far more than a technician, and is empowered with the ability to artistically influence the qualitative nature of the resulting footage. Dancers, as videographers, have the potential to make great contributions to the field of cinematography, as they are the artists of motion.

Significant progress has been made, incorporating kinetic qualities of the camera, since Thomas Edison filmed the first pas de deux between dancer and camera in 1894.[50] The dance film genre may continue to evolve artistically by exploring techniques for applying the dancer's training to the choreographed camera.

Many parallels exist between dance and cinematography. The Nikolais/Louis techniques may be effectively transposed from dance performance on stage to performance behind the camera. This method and philosophy can result in a vital kinaesthetic awareness that may be experienced on the screen. This kinaesthesia is dependent on decentralizing the ego and placing priority on the movement itself.

A study of Nikolais' major principles of dance leads to a heightened awareness of spatial, temporal, sculptural, and motional aspects of choreography. Of utmost importance is the principle of motion. A performer's intent may be channelled, or grained, resulting in an illusion of energy evidenced in the resulting footage. This perceived transference of energy is realized through both physical and psychic engagement.

An embodied appreciation of motional theory may be attained through the Nikolais/Louis approach to improvisation. In an immediate state of readiness, the performer transcends the meaning of movement to become the essence of motion. Sentient awareness is the key to this motional achievement. It is the sensitivity to action that elevates the aesthetic quality of both dance and camera motion.

Nikolais sometimes asked his students to answer the question, 'What is dance?' This prompted the dancers to respond with a wide range of definitions making it obvious 'dance has a deep, inclusive definition'.[51] The ongoing incorporation of technology continues to broaden the definition of 'dance professional' by offering new career pathways. 'Performance Techniques Behind the Lens' proposes that the study of dance technique, theory, and composition offers a foundation from which one may develop proficiency as a performer of camera motion. The impact of cinematic choreography may be enhanced through the expertise of a specialist, the dancing videographer—an artist in motion.

Notes

[1] Murray Louis and Alwin Nikolais, *The Nikolais/Louis Dance Technique: A Philosophy and Method of Modern Dance* (New York: Routledge, 2005), 191.

[2] Stefan Sharff, *The Elements of Cinema: Toward a Theory of Kinesthetic Impact* (New York: Columbia University Press, 1982), 134.

[3] Alwin Nikolais, 'Statement II: Dance in Education – Four Statements', *Impulse 1968 – The Annual of Contemporary Dance* 4 (1968): 96.

[4] Merce Cunningham Dance Company, *Beach Birds for Camera*, directed by Elliot Caplan (New York: Cunningham Dance Foundation, Inc., 1992), VHS.

[5] Victoria Brooks, 'Some Thoughts on Filming Dance: A Conversation with Elliot Caplan', in *Dance on Camera: A Guide to Dance Films and Videos*, ed. Louise Spain, (Lanham, Maryland and Kent: Scarecrow Press, 1998), 5–7.

[6] Katrina McPherson, 'More Writing: Thoughts on *Making Video* Dance', last modified September 2003, http://www.makingvideodance.com/Writing.html (Accessed July 5, 2011).

[7] Katrina McPherson, *Making Video Dance: A Step-by-Step Guide to Creating Dance for the* Screen, (New York and Abingdon: Routeledge, 2006), 145-146

[8] Louis and Nikolais, *Nikolais/Louis Dance Technique*, 132.

[9] Ibid., 63.

[10] John S. Douglas and Glenn P. Harnden, *The Art of Technique: An Aesthetic Approach to Film and Video Production* (Needham Heights: Allyn & Bacon, 1996),182–183.

[11] Evann Siebens, 'Dancing With the Camera: The Dance Cinematographer' in *Envisioning Dance on Film and Video*, ed. Judy Mitoma (New York and London: Routledge, 2002), 223.

[12] Marcia B. Siegel, 'The Omniloquence of Alwin Nikolais', *Dance Magazine* (April 1968): 51.

[13] Marcia. B Siegel, 'Artisans of Space', in *The Returns of Alwin Nikolais: Bodies, Boundaries and the Dance Canon*, eds. Claudia Gitelman and Randy Martin (Middletown: Wesleyan University Press, 2007), 62.

[14] Claudia Gitelman, 'Sense Your Mass Increasing with Your Velocity: Alwin Nikolais' Pedagogy of Unified Decentralization', in *The Returns of Alwin Nikolais: Bodies, Boundaries and the Dance Canon*, eds. Claudia Gitelman and Randy Martin, (Middletown: Wesleyan University Press, 2007), 29.

[15] Murray Louis, *Inside Dance* (New York: St. Martin's Press, Inc.,1980), 138.

[16] Louis and Nikolais, *Nikolais/Louis Dance Technique*, 198.

[17] Ibid., 206.

[18] Evann Siebens 'Choreography for Camera: A Historical Perspective' in *Dance on Camera: A Guide to Dance Films and Videos*, ed. Louise Spain (Lanham, Maryland and Kent: Scarecrow Press, 1998), 3.

[19] Terry Sprague, review of *Dancefilm: Choreography and the Moving Image*, by Erin Brannigan, *Dance on Camera Journal* 14, no. 3 (May–June 2011). url: http://www.dancefilms.org/2011/08/04/dance-on-camera-journal-mayjune-2011.

[20] Louis and Nikolais, *Nikolais/Louis Dance Technique*, 158.

[21] Sharff, *Elements of Cinema*, 140.

[22] Louis and Nikolais, *Nikolais/Louis Dance Technique*, 181.

[23] Sharff, *Elements of Cinema*, 134.

[24] Douglas and Harnden, *Art of Technique*, 178.

[25] Arlene Croce, 'Dance in Film', in *Afterimages* (New York: Alfred A. Knopf, 1978), 444–445.

[26] Louis and Nikolais, *Nikolais/Louis Dance Technique*, 198.

[27] Nikolais, 'Statement II,' 72.

[28] Louis and Nikolais, *Nikolais/Louis Dance Technique*, 191.

[29] Nikolais, 'Statement II', 72.

[30] Kitty Cunningham, *Conversations With a Dancer* (New York: St. Martin's Press, Inc., 1980), ix.

[31] Ibid., 47–48.

[32] Louis and Nikolais, *Nikolais/Louis Dance Technique*, 137.

[33] Ibid., 233.

[34] Douglas and Harnden, *Art of Technique*, 182.

[35] Sharff, *Elements of Cinema*, 135.

[36] Steven D Katz, *Cinematic Motion: A Workshop for Staging Scenes*, 2nd Edition (Studio City: Michael Wiese Productions, 2004), 197.

[37] McPherson, *Making Video Dance*, 146.

[38] Erin Brannigan, *Dancefilm: Choreography and the Moving Image* (New York: Oxford University Press, 2011), 11.

[39] Gitelman, 'Sense Your Mass Increasing', 30.

[40] Louis and Nikolais, *Nikolais/Louis Dance Technique*, 189.

[41] Ibid., 63–64.

[42] Ibid., 16.

[43] Nikolais, 'Statement II', 93.

[44] Louis and Nikolais, *Nikolais/Louis Dance Technique*, 17.

[45] Ibid., 35.

[46] Diane Firesheets, 'A Mozart of Modern Dance: Choreographer Alwin Nikolais Shares Ideals with Students', *The Breeze* (James Madison University, Harrisonburg, VA) 60, no. 44 (March 28, 1983): 7.

[47] Nikolais, 'Statement II', 72.

[48] Louis, *Inside Dance*, 139.

[49] Louis and Nikolais, *Nikolais/Louis Dance Technique*, 16.

[50] Jenelle Porter, 'Dance with Camera', in *Dance with Camera*, ed. Jenelle Porter (Philadelphia: Institute of Contemporary Art, University of Pennsylvania, 2009), 11.

[51] Louis and Nikolais, *Nikolais/Louis Dance Technique*, 257.

LES TECHNIQUES DE LA PERFORMANCE DERRIÈRE L'OBJECTIF : APPLIQUER LA PHILOSOPHIE DU MOUVEMENT DE NIKOLAIS/LOUIS À LA CINÉMATOGRAPHIE

TIM GLENN

Introduction

« Les techniques de la performance derrière l'objectif » examine comment la philosophie de la danse moderne et la méthode développées par Alwin Nikolais et Murray Louis peuvent être appliquées à la performance du mouvement de caméra en cinématographie. Dans le genre de la vidéo-danse, le mouvement est tout à la fois le sujet dans le cadre de l'image et souvent la méthode visant à modeler de façon cinétique la perspective des spectateurs. Le travail de caméra cinétique requiert de l'expertise en danse derrière la caméra, et la qualité du mouvement perçu dans le cadre peut être accrue par une plus grande sensibilité aux types de mouvements. Une cinématographie qui consiste en un partenariat avec le danseur en mouvement peut bénéficier de l'application des compétences techniques et compositionnelles développées au travers d'une formation en danse. Les danseurs peuvent partager leurs compétences hautement développées d'artistes du mouvement.

L'approche Nikolais/Louis de l'interprétation se transpose naturellement à la cinématographie du fait de la nature universelle de la philosophie du mouvement de Nikolais, qui peut se résumer à « sentir le faire ».[1] Nikolais a défini la danse comme étant l'art du mouvement et a dédié une large portion de sa vie à développer un vocabulaire pour articuler sa philosophie. Cette méthode intègre le corps et l'esprit au travers d'explorations créatives et analytiques de l'interprétation, de la théorie et de la composition. Cette formation développe une sensibilité accrue aux composants de l'action et est dépendante de l'exécution consciente du mouvement. Les interprètes s'appuient sur l'intention et créent une totalité sur scène. Ces compétences permettent à l'interprète de transférer les énergies dynamiques et de créer la perception de la cinétique.

Mouvement de caméra ET caméra chorégraphiée

Le mouvement de la caméra en vidéo-danse implique bien davantage que d'exécuter une série progressive de compositions storyboardées. La chorégraphie de la caméra - qui ajoute du mouvement au mouvement - va au-delà du quand et du où de la position du cadre, de manière à inclure la façon dont le mouvement doit être exécuté. C'est cette performativité qui offre au cinéaste le potentiel de créer une expérience habitée du point de vue cinétique pour les spectateurs.

La danse est un art visuel et cinétique, et la cinématographie de la danse implique l'attente d'une expérience visuelle et cinétique. Les sensations viscérales et puissantes résultent de la performance expressive de vidéastes produisant des relations dynamiques entre le danseur et la caméra. Ce mouvement de caméra ne peut pas être désordonné ou dénué d'intention. Stefan Sharff, auteur de *The Elements of Cinema*, considère que le mouvement de caméra pédestre ne peut pas être considéré cinesthésique. Il doit opérer au sein d'un cadre d'originalité esthétique.[2] La perspective de Sharff est directement reliée à la philosophie du mouvement de Nikolais/Louis, dans laquelle le fait de se trouver au bon endroit au bon moment n'est tout simplement pas suffisant. Nikolais a comparé le manque d'originalité esthétique à un pianiste jouant mécaniquement des notes. Il considère que le pianiste n'a pas le droit d'être appelé un artiste car il n'a pas « incorporé les détails minutieux qui doivent être présents afin de faire du travail une expérience artistique ».[3]

La création de cette « expérience artistique » implique une virtuosité de l'interprétation de la part du sujet et du vidéaste lors de leurs déplacements en tandem. Merce Cunningham déclare que lorsque le mouvement de caméra agit de concert avec la chorégraphie, une synergie a lieu qui produit une expérience du mouvement impossible sur scène.[4] Le cinéaste Elliot Caplan, qui a travaillé intimement avec Cunningham, note l'excitation et la responsabilité liées à la présentation d'une combinaison de sujet et de mouvement de caméra dans un film de danse.[5] Katrina McPherson note, « La caméra chorégraphiée, se déplaçant dans l'espace en relation avec les danseurs, modifie notre perception de la danse… en créant une expérience visuelle fluide et vivante ».[6] Elle pense que « la qualité de mouvement de la personne opérant la caméra peut être perçue à l'image ».[7] Cette perception de la qualité de mouvement, incluant la capacité de détecter les déplacements du cinéaste, constitue le point focal des « techniques de la performance derrière l'objectif ».

Categories de mouvement de caméra : axial, locomoteur, forme libre

Tout mouvement de caméra, comme la chorégraphie, peut être analysé selon l'usage de l'espace. Les catégories axiales, locomotrices et en forme libre peuvent être appliquées à la chorégraphie ainsi qu'à la cinématographie. Tout mouvement de caméra peut être analysé de façon plus approfondie comme ayant une relation aux quatre gammes de mouvement d'action corporelle de Nikolais : locomotion, périphérique, rotatif et flexion-extension.[8]

Axial

Le mouvement de caméra axial inclut toute action exécutée sur un trépied stationnaire ou en se tenant en un seul lieu. Les mouvements de vue panoramique, d'inclinaison et de basculement pourraient être identifiés dans les termes de Nikolais comme des « actions rotatives », car elles pivotent autour d'un axe central. On peut aussi considérer que le panoramique et l'inclinaison génèrent une action périphérique, puisque la vue en cône de la caméra s'arque vers l'extérieur en partant de l'objectif. Zoomer et mettre au point donnent l'impression d'un changement, mais sont réalisés sans modifier la position. Les bras allongés d'une grue, et leurs joints articulés, se rapprochent de la flexion-extension, au cours de laquelle l'interprète devient conscient avec acuité de l'action des articulations. Les cinéastes doivent être parfaitement conscients des différentes sensations axiales associées avec la rotation, la périphérie et la flexion-extension.

Locomoteur

Le mouvement de caméra locomoteur inclut les actions qui se déplacent à travers l'espace, telles que le travelling. La compréhension des lois du mouvement et de l'effort nécessaire pour se déplacer dans l'espace peut aider le cinéaste à exécuter des mouvements directionnels. Nikolais affirme que l'interprète « libère délibérément des forces opposées d'énergie radiale qui le font se mouvoir dans quelque direction qu'il choisisse ».[9] Des chemins lisibles et sans ambiguïtés, qu'ils soient linéaires ou curvilignes, nécessitent une conscience de la direction spatiale et un flot d'énergie équilibré.

Forme libre

La catégorie de la forme libre inclut le travail de caméra tenue à la main, qui offre le plus grand potentiel pour incorporer un talent artistique du mouvement. *The Art of Technique* de John Douglas et Glenn Harnden décrit la difficulté d'accomplir un mouvement fluide et recommande « de plier les genoux et d'effectuer une sorte de glissade à la Groucho Marx ».[10] Certains cinéastes évitent totalement le travail de caméra en forme libre. Pourtant, des danseurs entrainés à se déplacer avec contrôle peuvent offrir leur expertise dans l'accomplissement de mouvements fluides, particulièrement les danseurs formés à la méthode Nikolais qui travaillent sans relâche pour atteindre un mouvement ininterrompu sur un seul niveau tout en se déplaçant au sol.

Entrer en pas de deux avec la caméra offre l'opportunité d'appliquer les contributions spécifiques au mouvement d'une formation en danse, que ce soit en exécutant un déplacement axial, locomoteur, ou en forme libre. Evann Siebens résume cela de façon concise : « Le film de danse est un art visuel qui inclut du mouvement, de la force, et une conscience physique. Quel meilleur domaine pour un danseur ? »[11]

La Philosophie et la méthode de danse moderne Nikolais/Louis

La philosophie et méthode d'interprétation Nikolais et Louis offre des principes fondateurs qui peuvent être logiquement translatés à l'accomplissement d'un mouvement de caméra efficace. La définition du mouvement de Nikolais est énoncée comme étant la conscience sensible du danseur et l'aptitude compétente de faire l'expérience et d'employer les qualités qui relèvent du mouvement. Les vidéastes peuvent intégrer cette technique d'interprétation afin de créer une dynamique perceptible du mouvement - une chimie cinétique entre les danseurs et les mouvements de caméra exécutés par les vidéastes.

Un « danseur pensant » qui démontre une intelligence physique en représentation est le résultat de l'approche de Nikolais pour un entraînement intégré. La critique Marcia Siegel note qu'après plusieurs années d'entraînement, les danseurs de Nikolais semblent capables d'accomplir presque n'importe quelle prouesse technique, mais qu'ils ont aussi développé un sens aigu du temps et de l'espace.[12] Elle continue en décrivant la versatilité associée aux danseurs de la Compagnie Nikolais dans le chapitre quatre de *The Returns of Alwin Nikolais, "Artistans of Space"*. Elle affirme que « les danseurs de Nikolais, à partir des années 50… étaient pleinement en contrôle d'un univers expressif défini par Laban de dynamique et d'espace kinesphérique ».[13] Cette formation spécialisée et diverse offre une solide fondation pour tout usage au sein des arts du mouvement.

Nikolais a introduit un certain nombre de termes et de concepts dans le domaine de la danse comme partie prenante de sa philosophie de la Danse Moderne. Ses nouvelles façons de penser à la présence lors d'une représentation peuvent aussi être appliquées au cinéaste danseur. Le concept de décentralisation de Nikolais était central à la maîtrise de ces notions.

Décentralisation

Le danseur et le vidéaste peuvent pleinement s'engager dans la pureté de l'action et valider le potentiel communicatif en embrassant le concept de Nikolais de décentralisation. (« Le » danser, pas la façon dont vous « le » sentez.) Ce principe que Nikolais a instauré en chorégraphie et en pédagogie invite les interprètes à « transcender les fixations personnelles afin de laisser le mouvement s'expliquer lui-même ».[14] La décentralisation vise à « créer un centre fluide » et offre une approche technique qui inclut « fluidité de l'esprit, de l'imagerie et de la réponse ».[15] Lorsqu'il s'efforce d'atteindre un état décentralisé, l'interprète focalise son attention sur le mouvement plutôt que sur lui-même. Le résultat de la décentralisation de l'ego est un « courant d'illumination qui dynamise le mouvement ».[16] L'état de décentralisation du corps/esprit - qui permet au mouvement de s'expliquer lui-même, en employant la fluidité de l'esprit, de l'imagerie et de la réponse, et qui dynamise le mouvement - constitue le but ultime de l'interprétation, que ce soit devant ou derrière la caméra.

L'illusion de l'énergie

Nikolais déclare, « La danse en tant qu'art est l'art de l'illusion ».[17] La cinématographie, comme la danse, peut aussi être un art de l'illusion. De la même manière que le danseur entraîné selon les principes de Nikolais étend les énergies au-delà du corps, le vidéaste crée un phrasé dynamique qui résulte en des illusions de mouvement au-travers d'une combinaison sélective et intentionnelle du temps, de l'espace et de l'énergie. De pareilles illusions sont possibles quand l'interprète devient un avec le mouvement et entre dans un état de transcendance. Les vidéastes devraient aspirer à être « dans le moment » de la même façon que des danseurs au cours d'un spectacle.

La dynamique de la performance derrière la caméra qui emploie la résistance bidirectionnelle, le souffle, le mouvement et le poids, crée des identités de mouvement. Les sensations de légèreté et de poids perçues par les spectateurs peuvent être atteintes grâce à des combinaisons sélectives d'accélérations et de décélérations. Les vidéastes peuvent incarner une maîtrise du soutien et autres qualités illusoires, qui nécessitent un contrôle musculaire virtuose et une base de motivation cognitive.

Le réalisateur Charles Atlas crée l'illusion de l'énergie et d'un espace dimensionnel au-travers d'une combinaison complexe de mouvement de caméra et de chorégraphie se déplaçant dans et hors du cadre.[18] McPherson essaie de créer une énergie qui implique les spectateurs dans le mouvement, leur permettant de devenir des participants actifs dans l'action plutôt que de simples observateurs passifs.[19] Atlas et McPherson voient tous deux le mouvement de caméra comme bénéfique pour produire de l'énergie dans le cadre.

Les quatre principes majeurs de l'art du danseur

Nikolais a catégorisé les principes majeurs de l'art du danseur en tant que Temps, Espace, Forme et Mouvement. Ces principes sont devenus « l'ABC fondamental dans son analyse de la danse ».[20] Une compréhension de ces « quatre principes fondamentaux » peut aider tout interprète à définir et enrichir une expérience du mouvement. A tout moment, la personne en mouvement devrait incarner un sentiment du « quand », du « où », du « quoi », et tout particulièrement du « comment » de la chorégraphie.

Espace

Les préoccupations spatiales incluent le niveau, la direction, le fait de faire face, le plan de l'action, l'espace positif et l'espace négatif, etc., fondamentalement, tout ce qui est lié à « où » le mouvement se déroule. Pendant que l'objectif de la caméra se déplace à travers l'espace, la composition au sein du cadre est continuellement modifiée. Une conscience accrue de l'espace ne peut que bénéficier au vidéaste dans la réalisation des choix esthétiques au sein de cette composition en changement perpétuel.

Le danseur Nikolais développe une conscience pénétrante de la dimensionnalité, puis amène cette conscience au sein des chemins directionnels au travers de la locomotion. Les déplacements en avant, en arrière, de côté, en diagonale et en cercle requièrent une diversité de choix de direction en représentation. « Où » l'interprète se déplace dans l'espace doit être reflété dans sa totalité, modifiant son flot d'énergie, et percevant pleinement l'architecture de l'espace.

Temps

Les considérations temporelles incluent la durée, le rythme, l'accélération, la décélération, la syncope, etc., fondamentalement tout ce qui est relié à « quand » le mouvement se déroule. L'entraînement Nikolais/Louis produit un haut degré de sensibilité aux aspects temporels de l'interprétation. La danse est un médium basé sur le temps, de même que le cinéma et la vidéo. Les artistes dans ces domaines doivent s'intéresser au timing des mouvements. Sharff note le rythme subliminal créé par des changements graphiques dans le mouvement de caméra.[21] Ce rythme devient un contrepoint à la musicalité du mouvement de l'interprète en vidéo-danse. Développer une conscience temporelle est important pour le danseur, de même que pour le vidéaste.

Forme

La forme du corps du vidéaste derrière la caméra est typiquement invisible dans la séquence vidéo produite. Pourtant, le fait d'appliquer les concepts de Nikolais relatifs à la forme peut aider le vidéaste à développer une prise de conscience du flux d'énergie au sein du corps. Louis compare les demandes créatives et techniques de la forme vis-à-vis de l'objectif de la caméra lorsqu'il écrit :

> La possibilité de faire le point et d'ajuster une forme requiert un œil interne qui fait le point sur le corps entier, à l'image d'un objectif d'appareil photographique. Cette mise au point est obtenue par le sens de la consonance du corps : le désir de chercher une totalité ou un équilibre de design.[22]

Bien que la forme physique du corps change lors de l'exécution d'un plan, la plupart des cinéastes ne pensent probablement pas à la spécificité de l'évolution sculpturale en déplaçant la caméra. Le concept de sensibilité extrême de Nikolais donne lieu à une sensibilité intérieure de la transition sculpturale du corps de forme en forme. Conserver un design équilibré peut aider à éliminer la tension excessive, à l'instar d'épaules élevées.

Mobilité [23]

Le mot « mobilité » a de nombreuses connotations et est fréquemment employé dans l'industrie du film pour décrire le déplacement à l'intérieur du cadre et le déplacement du cadre lui-même. Sharff déclare, « La caméra en déplacement crée un monde subjectif de mobilité ».[24] Les écrits de Douglas et de Harnden décrivent des déplacements de caméra chorégraphiés avec l'action des interprètes, donnant une fluidité de mobilité au point de vue des spectateurs.[25] Bien que le documentaire *Olympia* (1938), produit et monté par l'ancienne danseuse Leni Riefenstahl, ne soit pas un film de danse, il a été dit que le film mérite une catégorie spéciale du fait de son étude insurpassée de la mobilité physique.[26]

Dans les termes de Nikolais, le mot « mobilité » possède un sens très spécifique, et son interprétation de la mobilité, en tant que conscience des sensibilités intérieures de l'action, est au cœur de la production d'une séquence vidéo qui contient des dynamiques perceptibles. La mobilité est un « composite enrichissant » qui résulte de la contribution de nombre des connaissances du danseur, incluant des combinaisons appropriées du temps et de l'espace.[27] Des « quatre grands principes », la mobilité est le plus essentiel en performance derrière l'objectif. Nikolais a argué que ce n'était pas la mobilité globale, mais le détail de la mobilité, qui était fondamental à l'art de la danse.[28] La mobilité, telle que Nikolais l'a distinguée du mouvement, relevait des capacités sensorielles du danseur… la mobilité concernait la sensation du faire.[29]

Nikolais a détaillé son concept de la mobilité lors d'une déclaration sur la danse dans le numéro de 1968 de *Impulse Dance : A Projection for the Future*. Il a noté que la mobilité n'est pas une, mais plusieurs éléments incluant la forme, l'espace, le temps, et la nature de la mobilité elle-même. C'est le contenu du détail, la perspective de l'itinéraire, la compréhension de ce qui transpire au milieu.[30]

Les *Conversations with a Dancer* de Kitty Cunnigham sont un entretien avec Michael Ballard, ancien soliste et capitaine de danse avec la « Murray Louis Dance Company » et membre du « Nikolais Dance Theatre ».[31] Ballard résumé l'idée de la mobilité en déclarant :

> Le mouvement, le mouvement global, c'est le levé du bras. La mobilité, c'est la sensation de l'intérieur du mouvement, le levé du bras, tandis que le bras pèse un certain poids, au travers d'une certaine portion d'espace, occupant une certaine portion de temps. La mobilité, c'est la sensation immédiate de toutes ces choses ensemble alors que le mouvement est en train de se dérouler… Toujours s'efforcer d'être complètement conscient de ce qui se passe. La mobilité signifie trouver l'équilibre du comment.[32]

Comme pour la cinématographie, la représentation de la mobilité est la transcendance qui peut advenir quand un vidéaste prend part au voyage gestuel comme acte innocent de mobilité.

Grainage

Le grainage est une technique de Nikolais qui facilite l'accomplissement de la mobilité. Il guide « l'énergie interne et trace l'itinéraire de la mobilité. C'est un indicateur visible de la vitalité du corps et de sa participation à un mouvement satisfaisant ».[33] Le principe du grainage a été employé par des danseurs au sein de la compagnie Nikolais afin d'étendre leurs qualités de mobilité au-delà du corps et dans l'espace, ou au sein d'un accessoire ou d'un costume cinétiquement chargés. L'aura projectionnelle de l'interprète et un état pleinement engagé de corps/psyché donnent des conditions de totalité, de résonance, de consonance, de présence et d'immédiateté. La maîtrise de ces concepts de Nikolais, parmi d'autres, permet au vidéaste dansant d'être compétent lorsqu'il accomplit des mouvements de caméra.

Le transfert d'énergie

Nikolais a étendu l'énergie de l'interprète au-delà du corps au sein de diverses œuvres chorégraphiques telles que *Tensile Involvement, Mantis from Imago, Gallery, Aurora*, et d'autres. Afin d'expliquer l'approche de Nikolais vis-à-vis des accessoires, Louis déclare, « Placez votre centre dans l'entité nouvellement créée et donnez-lui sa propre énergie neuromusculaire. Projetez-vous en son sein et à travers elle. Donnez-lui vie ».[34] De manière comparable, le transfert d'énergie du cinéaste à la séquence filmée est fondamental.

Spectre dynamique interrompu/limité

L'usage de certains accessoires tend à interrompre et neutraliser l'énergie du cinéaste, rendant la mobilité de la caméra plus fluide et réduisant l'amplitude dynamique de la performance. La séquence vidéo produite n'est pas une représentation réaliste de la mobilité du caméraman. Les mouvements sont filtrés. Les effets de la gravité sont réduits, ou éliminés, et le spectre du timing est limité. Dans certains cas, ce spectre limité est un effet souhaité. Une équipe de production fera de grands efforts pour éliminer les mouvements abrupts, ce qui tend à stériliser le mouvement.

Atteindre à une perfection mécaniquement fluide semble être l'obsession de beaucoup de réalisateurs. Quand il aborde l'objectif de mobilité et de stabilité, *The Art of Technique* déclare, « Le support idéal pour la caméra serait un crochet invisible venu du ciel qui permettrait à la caméra de flotter en l'air et qui serait stable comme un roc, tout en bougeant dans quelque direction que ce soit avec agilité et précision ».[35] Sharff se réfère également souvent à la « caméra flottante ».[36] L'autre solution d'un réalisateur serait que la caméra soit posée sur une piste de danse afin qu'elle puisse se mouvoir dans toutes les directions.[37]

Les accessoires de forme libre qui facilitent les déplacements glissants et flottants génèrent principalement des qualités de soutien et de légèreté. Ces accessoires augmentent la mobilité du cinéaste, mais on ne saurait ignorer la diminution du potentiel dynamique qui limite une performance inspirée et animée derrière l'objectif. McPherson propose de trouve un équilibre en visant un « sens du mouvement fluide, mais vivant ».[38]

Spectre dynamique ininterrompu/illimité

Les accessoires portés à la main qui étendent la tenue de la caméra sans contrebalancer ou réduire la dynamique de la mobilité, permettent au cinéaste d'obtenir un flux d'énergie ininterrompu. Le concept de grainage de Nikolais peut être appliqué pour diriger les énergies au travers du corps et dans la mobilité de caméra. Ce processus donne ce que Nikolais appelle la présence. Erin Brannigan, l'auteur de *Dancefilm*, déclare, « Cette idée de présence découle de la conversation de l'interprète à travers l'appareillage cinématique… jusqu'à l'écran en tant qu'image ».[39]

Le cinéaste peut communiquer la spécificité de l'action, en employant des énergies subtiles et diverses, sans l'usage d'un appareillage qui donne la priorité à une mobilité flottante ou fluide. Réussir cette transcendance complète, sur scène et derrière la caméra, implique un engagement physique et psychique.

L'engagement physique et psychique

Obtenir un flux d'énergie ininterrompu d'action spécifique à la mobilité nécessite d'entraîner le corps et l'esprit d'une façon inséparable. L'être entier doit être engagé. Une totalité doit être obtenue au travers d'une maîtrise globale de la pensée et de l'action qui implique intelligence corporelle et cognition. L'action doit être clairement comprise et le corps doit être capable de matérialiser la vision cinétique souhaitée.

L'engagement physique

La rigueur de la formation en danse qui inclut une endurance accrue, la conscience de son corps et la modération de la tension excessive en son sein, ne peut que mener à une exécution physique réussie du travail derrière la caméra. L'interprète doit négocier l'usage de la tension musculaire, déterminant quand il est souhaitable de soutenir une qualité dynamique, ou quand cela se révèle néfaste à la performance. Nikolais pensait que « l'équilibre entre la dépense d'énergie et les tâches physiques conserve les corps disponibles pour une articulation détaillée, unifiant exécution et intention de mobilité ».[40] Le danseur doit examiner son corps afin de trouver « des tensions qui s'ingèrent et modifient l'équilibre et l'identité pour obtenir cette consonance ».[41] Un vidéaste peut éviter la tension musculaire, en optant, plutôt, pour une dépense déterminée d'énergie en appliquant le concept de projection de Nikolais. Une mauvaise projection peut entraîner une posture négative, ce qui génèrera l'immobilité des bras. « Il faut acquérir la compétence de faire correspondre ou de régler le corps et l'espace avec l'esprit ».[42]

L'engagement psychique

L'engagement de la psyché de l'interprète, de concert avec les aptitudes de l'instrument physique, est essentiel pour obtenir une mobilité pleinement réalisée. On peut considérer que la psyché est « notre volonté, nos tripes, notre envie : notre personne intérieure, nos motivations, notre intuition et notre imagination ». Louis déclare que l'interprète doit reconnaître et renforcer la psyché en tant que portion active et fonctionnelle du corps.[43]

Il est nécessaire de vouloir que l'esprit soit totalement présent. En projetant une présence dans la mobilité, le danseur transforme une existence imaginée en une réalité concrète. Nikolais déclare, « La personne devrait avoir endurance de l'esprit tout autant que du corps ».[44] C'est l'état d'esprit de l'interprète qui crée un état de réalité.[45] Le vidéaste transcende la simple manipulation de la caméra pour devenir un magicien, créant des illusions en maintenant un état d'immédiateté et de décentralisation en performance. La régularité dans l'obtention de cet état d'esprit/corps se développe au travers d'une appréciation de la théorie de la performance.

Théorie : improvisation, intuition et immédiateté

Nikolais et Louis ont approché l'enseignement de la théorie de la danse au travers d'expériences du mouvement qui incluaient une approche unique de l'improvisation. Ils ont poussé les interprètes à travailler avec leur intuition. Le résultat a été un artiste capable d'effectuer des choix de composition instantanés, pleinement engagé envers ces choix avec un sens de l'immédiateté. Les interprètes ont travaillé pour obtenir « une chorégraphie instantanée et une performance instantanée ».[46] Le danseur improvisateur est fort semblable au vidéaste en action. Les interprètes s'engagent envers une combinaison de principes de mouvement, tout en composant des éléments chorégraphiques au sein de l'espace et du temps. Nikolais affirme, « L'artiste est le champion du choix ».[47] A l'image des danseurs, les cinéastes peuvent développer leurs compétences compositionnelles et performatives au travers d'une étude appliquée de la théorie de la danse.

La Conscience Sensible

Au bout du compte, il ne s'agit que de sensibilité, de perception consciente de l'action, et de ressenti de la sensation cinétique. Nikolais déclare, « La base, de notre point de vue, c'est la sensibilité… une question d'entraînement des sens, mais, encore davantage, d'entraînement des perceptions ».[48] Cela est tout aussi important quand on interprète une chorégraphie pour la caméra.

Développer sa conscience sensible requière une compréhension de la distinction entre mouvement et mobilité. Louis explique l'importance de la sensibilité du fait qu'elle entre en relation avec sa définition de la danse.

Le mouvement est le schéma global ou général de l'action, et la mobilité l'itinéraire intérieur qui le nuance et le distingue en tant que danse. Toutes les créatures, humaines ou non, se déplacent ; mais quiconque est capable d'appliquer ses capacités sensibles en vue de ressentir le déplacement transpirant de son mouvement, danse.[49]

Tout mouvement, aussi peu pertinent soit-il en apparence, est valide et possède un potentiel artistique lorsqu'il est senti et nuancé en tant que mobilité. Le spectre des possibilités de mobilité est sans limites. Les changements subtils de direction sont perçus de façon consciente, transformant des transitions dépourvues d'esprit en événements chorégraphiques. La physiologie entre en jeu quand elle contrôle la sensibilité, alors que des changements directionnels spécifiques sont ressentis au travers « de pores ouverts et de la vigilance tactile ».[50] Des gradients de temps et d'énergies sont éprouvés quand l'interprète devient parfaitement conscient des progressions temporelles et dynamiques. C'est cette conscience sensible qui transforme la caméra en mouvement en caméra dansante.

Conclusion

Les vidéo-danses utilisent souvent la caméra chorégraphiée afin de donner cinétiquement forme à la perspective du spectateur, et l'exécution du travail de la caméra nécessite une performance virtuose pour obtenir un mouvement de caméra exemplaire. L'opérateur de la caméra est bien davantage qu'un simple technicien, et il a le pouvoir d'influencer artistiquement la nature qualitative de la séquence filmée. Les danseurs, comme les vidéastes, ont le potentiel de faire de grandes contributions au domaine de la cinématographie, du fait qu'ils sont des artistes de la mobilité.

Des progrès significatifs, incorporant les qualités cinétiques de la caméra, ont été effectués depuis que Thomas Edison a filmé le premier pas de deux entre un danseur et une caméra en 1894.[51] Le genre du film de danse peut continuer à évoluer artistiquement en explorant des techniques visant à appliquer la formation du danseur à la caméra chorégraphiée.

De nombreux parallèles existent entre la danse et la cinématographie. Les techniques Nikolais/Louis peuvent être transposées de manière efficace de la représentation de danse sur scène à la performance derrière la caméra. Cette méthode et philosophie peut donner une conscience kinesthésique vitale dont on peut faire l'expérience à l'écran. Cette kinesthésie dépend de la décentralisation de l'ego et de la priorisation du mouvement lui-même.

Une étude des principes majeurs de la danse de Nikolais mène à une conscience accrue des aspects spatiaux, temporels, sculpturels et de la mobilité de la chorégraphie. Le principe de la mobilité est d'une importance fondamentale. La volonté d'un interprète peut être canalisée, ou grainée, ce qui génère une illusion d'énergie évidente dans la séquence tournée. Le transfert d'énergie perçu est réalisé au travers d'un engagement à la fois physique et psychique.

Une appréciation pratique de la théorie de la mobilité peut être atteinte au travers de l'approche de l'improvisation de Nikolais/Louis. Dans un état immédiat de préparation, l'interprète transcende le sens du mouvement pour devenir l'essence de la mobilité. La conscience sensible est la clef de la réussite de cette mobilité. C'est la sensibilité envers l'action qui élève la qualité esthétique de la danse et de la mobilité de caméra.

Nikolais demandait parfois à ses étudiants de répondre à la question, « Qu'est-ce que la danse ? ». Cela incitait les danseurs à répondre avec un vaste panel de définitions rendant clair le fait que « la danse possède une définition profonde, inclusive ».[52] L'incorporation en cours de la technologie continue d'étendre la définition de « professionnel de la danse » en offrant de nouveaux chemins de carrières. « Les techniques de la performance derrière l'objectif » propose que la formation en danse, sa théorie et sa composition offrent une fondation à partir de laquelle il est possible de développer des compétences en tant qu'artiste des mouvements de caméra. L'impact de la chorégraphie cinématique peut être accru grâce à l'expertise d'un spécialiste, le vidéaste dansant - un artiste mobile.

Notes

[1] Murray LOUIS et Alwin NIKOLAIS, *The Nikolais/Louis Dance Technique: A Philosophy and Method of Modern Dance* (Routledge: New York, 2005), p.191.
[2] Stefan SHARFF, *The Elements of Cinema: Toward a Theory of Kinesthetic Impact* (New York: Columbia University Press, 1982), p.134.
[3] Alwin NIKOLAIS, « Statement II: Dance in Education – Four Statements », *Impulse 1968 – The Annual of Contemporary Dance* 4 (1968), p.96.
[4] Merce CUNNINGHAM Dance Company, *Beach Birds for Camera*, réalisé par Elliot CAPLAN (New York: Cunningham Dance Foundation, Inc., 1992), VHS.

[5] Victoria BROOKS, « Some Thoughts on Filming Dance: A Conversation with Elliot Caplan », *Dance on Camera: A Guide to Dance Films and Videos*, sous la direction de Louise SPAIN, (Lanham, Maryland and Kent, England: Scarecrow Press, 1998), p.5–7.

[6] Katrina MCPHERSON, « More Writing: Thoughts on *Making Video Dance* », dernière modification en septembre 2003, http://www.makingvideodance.com/Writing.html (consulté le 5 juillet 2011).

[7] Katrina MCPHERSON, *Making Video Dance: A Step-by-step Guide to Creating Dance for the Screen* (New York and Abingdon, Oxon: Routledge, 2006), p.145–146.

[8] LOUIS et NIKOLAIS, *Nikolais/Louis Dance Technique*, p.132.

[9] Ibid., p.63.

[10] John S. DOUGLAS et Glenn P. HARNDEN, *The Art of Technique: An Aesthetic Approach to Film and Video Production* (Needham Heights, MA: Allyn & Bacon, 1996), p.182–183.

[11] Evann SIEBENS, « Dancing with the Camera: The Dance Cinematographer », *Envisioning Dance on Film and Video*, sous la direction de Judy MITOMA (New York and London: Routledge, 2002), p.223.

[12] Marcia B. SIEGEL, « The Omniloquence of Alwin Nikolais », *Dance Magazine* (avril 1968), p.51.

[13] Marcia. B SIEGEL, « Artisans of Space », *The Returns of Alwin Nikolais: Bodies, Boundaries and the Dance Canon*, sous la direction de Claudia GITELMAN et Randy MARTIN (Middletown, CT: Wesleyan University Press, 2007), p.62.

[14] Claudia GITELMAN, « Sense Your Mass Increasing with Your Velocity: Alwin Nikolais' Pedagogy of Unified Decentralization », *The Returns of Alwin Nikolais: Bodies, Boundaries and the Dance Canon*, sous la direction de Claudia GITELMAN et Randy MARTIN, (Middletown, CT: Wesleyan University Press, 2007), p.29.

[15] Murray LOUIS, *Inside Dance* (New York: St. Martin's Press, Inc., 1980), p.138.

[16] LOUIS et NIKOLAIS, *Nikolais/Louis Dance Technique*, p.198.

[17] Ibid., p.206.

[18] Evann SIEBENS, « Choreography for Camera: A Historical Perspective », *Dance on Camera: A Guide to Dance Films and Videos*, sous la direction de Louise SPAIN (Lanham, Maryland and Kent, England: Scarecrow Press, 1998), p.3.

[19] Terry SPRAGUE, compte rendu de *Dancefilm: Choreography and the Moving Image*, d'Erin BRANNIGAN, *Dance on Camera Journal* 14, no. 3 (mai–juin 2011). http://www.dancefilms.org/2011/08/04/dance-on-camera-journal-mayjune-2011.

[20] LOUIS et NIKOLAIS, *Nikolais/Louis Dance Technique*, p.158.

[21] SHARFF, *Elements of Cinema*, p.140.

[22] LOUIS et NIKOLAIS, *Nikolais/Louis Dance Technique*, p.181.

[23] Nous avons choisi, dans le cadre de cet article, de traduire le terme « motion », au centre de la pensée de Nikolais, par « mobilité » – ce de manière à éviter toute confusion avec les notions de « mouvement » ou de « déplacement ».

[24] SHARFF, *Elements of Cinema*, p.134.

[25] DOUGLAS et HARNDEN, *Art of Technique*, p.178.

[26] Arlene CROCE, « Dance in Film », *Afterimages* (New York: Alfred A. Knopf, 1978), p.444–445.

[27] LOUIS et NIKOLAIS, *Nikolais/Louis Dance Technique*, p.198.

[28] NIKOLAIS, « Statement II », p.72.

[29] LOUIS et NIKOLAIS, *Nikolais/Louis Dance Technique*, p.191.

[30] NIKOLAIS, « Statement II », p.72.

[31] Kitty CUNNINGHAM, *Conversations with a Dancer* (New York: St. Martin's Press, Inc., 1980), ix.

[32] Ibid., p.47–48.

[33] LOUIS et NIKOLAIS, *Nikolais/Louis Dance Technique*, p.137.

[34] Ibid., p.233.

[35] DOUGLAS et HARNDEN, *Art of Technique*, p.182.

[36] SHARFF, *Elements of Cinema*, p.135.

[37] Steven D. KATZ, *Cinematic Motion: A Workshop for Staging Scenes*, 2ème édition (Studio City, CA: Michael Wiese Productions, 2004), p.197.

[38] MCPHERSON, *Making Video Dance*, p.146.

[39] Erin BRANNIGAN, *Dancefilm: Choreography and the Moving Image* (New York: Oxford University Press, 2011), p.11.

[40] GITELMAN, « Sense Your Mass Increasing », p.30.

[41] LOUIS et NIKOLAIS, *Nikolais/Louis Dance Technique*, p.189.

[42] Ibid., p.63–64.

[43] Ibid., p.16.

[44] NIKOLAIS, « Statement II », p.93.

[45] LOUIS et NIKOLAIS, *Nikolais/Louis Dance Technique*, p.17.

[46] Ibid., p.35.

[47] Diane FIRESHEETS, « A Mozart of Modern Dance: Choreographer Alwin Nikolais Shares Ideals with Students », *The Breeze* (James Madison University, Harrisonburg, VA) 60, no. 44 (28 mars 1983), p.7.

[48] NIKOLAIS, « Statement II », p.72.

[49] LOUIS, *Inside Dance*, p.139.

[50] LOUIS et NIKOLAIS, *Nikolais/Louis Dance Technique*, p.16.

[51] Jenelle PORTER, « Dance with Camera », *Dance with Camera*, sous la direction de Jenelle PORTER (Philadelphia, PA: Institute of Contemporary Art, University of Pennsylvania, 2009), p.11.

[52] LOUIS et NIKOLAIS, *Nikolais/Louis Dance Technique*, p.257.

SEEING AND MOVING:
THE PERFORMANCE OF MARIE MENKEN'S
IMAGES

STÉPHANIE HERFELD

Movement

In her paintings, Marie Menken (1909-1970) attempted above all else to explore the possibilities of light's movement on a two dimensional surface. With camera in hand, she was unable to resist the art of motion and spontaneously moved toward objects while performing various camera movements. These movements, extremely visible at times, could have been labelled as those of an amateur or dismissed as awkward, but for Stan Brakhage, Marie Menken liberated the gestural language of experimental filmmakers.[1]

Menken's low budget films are visual choreographies and compositions of objects chosen from the real world, such as Isamu Noguchi's sculptures, the architecture of the Alhambra of Granada, and the lights of the Rockefeller Center Christmas tree. Her films also work with motifs fabricated by hand and cut from colourful paper (animation films). Menken recorded the world and restored it according to her personal rhythm: drops of water sliding on tree leaves, a friend's flower garden, Spanish priests digging graves, the movements of New York life, and the comings and goings of artists in Warhol's Factory, among others.

While Menken's work is rarely screened and has received relatively little critical attention, it did influence the work of her friends and colleagues, including: Stan Brakhage, Jonas Mekas, Kenneth Anger, Maya Deren, and Andy Warhol. Following Stan Brakhage's tribute and an article by Melissa Ragona,[2] P. Adams Sitney has developed an in-depth analysis of what he calls the 'somatic camera of Marie Menken',[3] a handheld camera whose movements can be identified with a moving body. For Sitney, while they appear hesitant, heavy-handed, or even under the influence of alcohol, Menken's camera movements demonstrate her expertise as a filmmaker and her singular sense of rhythm.

Although the wide range of Menken's work encourages multiple modes of analysis, it is once again the question of motion that caught Angela Joosse's attention.[4] Following Sitney's publication, she explores the somatic qualities of Menken's *Arabesque for Kenneth Anger* (1958-61) and identifies an aspect that could be significant for the practice of dance *in* or *by* film: the link between vision and the movement of the body.

Dance Films

Films and writing by Maya Deren provide a major theoretical and practical foundation for the creation of screendance. As her colleague, Menken filmed the chess game in Deren's *At Land* (1944) and animated the constellations in *The Very Eye of Night* (1958).[5] Despite this connection, few links have been established between Menken's work and dance film when there are several reasons to do so.

First, if we consider Noël Carroll's definition of *moving-picture dance*, that if a film involves 'a significant amount of movement presented because it is interesting for its own sake',[6] then the film can be considered an example of moving-picture dance in the extended sense and its movements as dance-like 'because dance is the art form that specializes in the exhibition of movement for its own sake'.[7] It is because Menken's films rely on movements that they can be compared to Fernand Léger's *Ballet mécanique* and considered a moving-picture dance in the extended sense. The second reason draws on Douglas Rosenberg's definition of s*creendance*[8] that involves a migration of dance to the space of the frame and the *recorporealisation*[9] of the mediated body. In this approach, the mediated body always seems to be visible in one way or another, but could we not continue to consider the body as mediated even if it does not appear within the image itself, but rather in the movements of the frame?

In this case, one might ask, where is the dance? This question forms the subject of the third argument for examining Menken's work in the context of dance film. Menken's images can be considered dance films because she was dancing while creating them.[10] In fact, Menken's work introduces a significant question for dance films: From *what* dance must a dance film be made? Marie Menken was not a professional dancer, but she danced within the practice of her art. What did that make her? Perhaps she was trying to perform *anarchic moves*,[11] perhaps she was working to produce *gestural exchanges*,[12] and perhaps, while swinging and swaying her camera inspired by her vision, she was practicing *contact improvisation* before its time.

Menken's films can be divided into two categories according to their camera movements: the films with significant movements of the frame and the fixed frame films that emphasise movement within the frame (animation films). The former must be examined for their kinetic, somatic, and formal qualities, and in order to reveal the *absence/presence* of the dancing body. Among them, the most exemplary are: *Visual Variations on Noguchi* (1945), *Arabesque for Kenneth Anger* (1958-61) and *Lights* (1964-66), implementing familiar strategies found in dance films, as well as Menken's singular and transformative art whose very core is situated within the *performance of the gaze*.

Imprint of the Dancing Body

When Marie Menken asked Isamu Noguchi if she could film his studio, he was creating sculptures for the set of Merce Cunningham's ballet *The Seasons*. For Menken, *Visual Variations on Noguchi* was an attempt to 'capture the flying spirit of movement within these solid objects'.[13] In order to convey how she felt while looking at them, she began dancing amongst them. The result can be seen as one of the founding acts of somatic cinema.

The first shot of Noguchi's sculpture is a movement of the frame towards the floor, followed by a cut that interrupts it, then a pause resting on one part of the sculpture, then another, followed by another. A lateral movement occurs and the camera seems to draw the contours of the objects it observes. After another pause, there is shift to the right. The pace becomes faster. The camera starts turning around the objects. This is followed by one of Menken's signature movements: a move towards the floor, then a cut followed by another move to the floor, completed at the same pace and rhythm so that they appear as only one movement.

In every movement of the frame, the viewer feels Menken's body: her movements, the shift of her body weight, the contraction and the release of her muscles, in a way that the image no longer produces a description, but provides a sequence of executed movements. From this, one might argue that Menken achieves with film what Jackson Pollock accomplished with paint: the passage from an art of image to an art of action (*Action painting*).[14]

'What else could he be other than a marvellous expert of inventing and composing movements?', questions art historian Georges Didi-Huberman upon observing dancer Israel Galvan's performance.[15] The diversity and the quality of Menken's camera movements bring the same inquiry to the fore. Each sequence manifests her corporeal ability and her rhythmic intelligence. Sitney notes that Menken never provides an overall description of the sculptures, and as a result, similar to a dance unfolding in front of its audience, one cannot predict the movements to come.[16]

Didi-Huberman also notes: 'The world of the dancer emerges through a play of deliberate deviations from the gestures undertaken'.[17] Menken demonstrates the same mastery in her shifts of the camera. She undertakes what Erin Brannigan, many years later, has called *anarchic moves*, unexpected and unconventional movements. From the beginning, the passage of dance to the space of the screen has challenged the moving image. Gestural inventions of modern and postmodern dance have impacted the temporality and the spatiality of the image and transformed filmic conventions. For example, Brannigan expertly illustrates how Trisha Brown's fast and complex dance forced Babette Mangolte to innovate and to construct a slower and flowing image.[18] In the same way, in order to imply increased energy, other dance films have used elliptical editing with sudden cuts. In Menken's case, it is the dance that she performed while filming that introduces a transformation of the image. She inserts the movement of the body into the *substance* of the image itself, some movements are chaotic and disorganised, while others act as a gestural anacrusis[19] that no one had attempted previously.

Menken's dancing body manifests in a play of appearance and disappearance. The body appears in the movement of the frame, making the smallest gesture or *micro-choreography*[20] visible, and establishes a *co-presence* relationship with the viewer through the mobile and subjective frame.[21] The body also disappears because the viewer never sees its shape. There is no silhouette, shadow, or figure; only the occasional smoke of Menken's cigarette and the reflection of her flapping arm in a shop window. Another form of disappearance occurs in the editing that modifies the functional logic of the body/camera movements. As in other dance films, the range of motion and muscular limits are challenged. The editing fragments the body, cuts it into pieces then reconstructs it, inflicting permanent *metaphoric wounds.*[22] From there, a short movement can be doubled by a cut in the middle, a movement executed in real time can be accelerated, and a swirling movement can appear unending.

Visual Variations on Noguchi can be considered a founding act of somatic cinema because the movements that it involves had never been seen before. In fact, the films that inspired Menken, non-narrative avant-garde films, do not engage many *human* camera movements. Perhaps for technical reasons, films by Hans Richter, Man Ray or Norman McLaren use fixed frames. In their films, movements are built through the succession of movements within the frame. As for Maya Deren, camera movements are frequent and integral to the choreography, but they appear more reasonable to the viewer, perhaps for clarity or to respect the dance movement that takes place on-screen. Deren's camera movements seem to be those of a person looking, whereas Menken's movements are those of a person looking while on the move. This is Menken's original invention. Because she danced and looked at the same time, Menken's art simultaneously combines that of the filmmaker, who moves to better illustrate, with the practice later developed by dancers, that of attaching cameras to their bodies in order to imprint their dance within the image (Trisha Brown in *Homemade* and additional dancers and screendance artists thereafter).

Contact Improvisation

Menken's imprint dance turns out to be even more related to space in *Arabesque for Kenneth Anger* due to the film's location. Inspired by the beauty of the site, Menken produced a work that is site-specific within the empty space of the Alhambra Palace in Granada. Working with the arabesque, both a figure of dance and of ornament, Menken's camera follows the lines of the architecture. As in *Visual Variations on Noguchi,* the camera underlines the contours of the décor: curved movement on the arches, vertical moves on towers and columns, fast paced runs in interior courtyards, lateral movements on the roofs, rotating movements under the domes, and a waltz along the mosaic's rhythms. Without going as far as the dancer in Trisha Brown's *Man Walking Down The Side of a Building* (1970), Menken's camera reveals the space and the relationship between the body and its environment.

In addition to the movements of the frame that challenge the mobility of vision, pauses come into play. These include pauses amid the visual complexity or the static mobility of the mosaics and the arabesques, as well as pauses among moving objects. *Arabesque for Kenneth Anger* is a dialogue between the static and the moving, between the movement *in the* frame and the movement *of the* frame: passing from the flight of a bird to an ascending movement of the frame, from a slow paced travelling that unveils the objects one by one to the water stream of a fountain, from spiral shapes at the surface of water to circles of light piercing a stone set in motion by the former's dance.

For Douglas Rosenberg, the practice of screendance can be compared to the practice of contact improvisation, a form of dance that takes physical contact as well as visual and audio contact as points of departure for body movements.[23] In this vein, we could also approach Menken's work as a form of contact-improvisation. *Arabesque for Kenneth Anger* seems animated by frenetic and spontaneous movements born from the enthusiasm of the filmmaker's vision. The viewer can see that Menken improvised, and we know this because the film was shot in one day without any camera preparation. Kenneth Anger even mentions that Menken not only improvised the shots, but that she was editing the film at the same time.[24]

For Angela Joosse, the art of Menken lies in the transformation of perception into movement. Just as Jackson Pollock improvised the actions of painting through the release of his body and the immediacy of his sensations, Menken improvised kinetic reactions through mindful contact with her environment. Her active and affected perception produced an unequalled rhythm of movement and triggering of the cinematic recording device. For Joosse, Menken's perception was remarkably tactile. She came into contact with her environment through the anticipation of touch, which then constructed images emphasizing their materiality.[25]

Menken's contact improvisation is an active performance of vision, motion and composition that implies a selection of information and an intimacy with what is filmed. As in historical screendance films, Menken establishes a subjective dialogue with her environment in the same way that Hilary Harris does with Bettie de Jong's performance in *Nine Variations on a Dance Theme* (1967) and that of Amy Greenfield in *Element* (1973). Menken, like Harris, moves to find various camera angles, with the key difference being that she acts as both filmmaker and performer.

To apply a concept that resembles contact improvisation, although it is less literal as it involves all movements at play in a dance film, we could say that Menken's films implement what Brannigan calls *gestural exchange*. These gestures, in an extended sense, are the actual movements of Menken's performance, the responding empathic movements of the viewer, in addition to the qualitative movement of Menken's art, that is her singular gestures and the gestus[26] which, through resonance or influence, set the senses and thought into motion.

Working the Surface

Douglas Rosenberg applies Sally Banes' analysis, for whom postmodern dance has become 'a frame to scrutinize movement-action as material', and adapts it to screendance by replacing the frame of dance with the frame of the screen.[27] Using the screen as a frame to explore movement is exactly what Menken practiced, following her use of the canvas as a space to explore movement. For Menken, movement is not an added quality but the foundational material of the image.

Centred on the movement of light, the film *Lights* provides an outstanding example of Menken's capacity to reveal forms through movement. The film opens with a close up of Christmas tree decorations. Colourful bells are filmed from below and the camera turns around the tree at a walking rhythm. The gazing camera appears to look for something; it finds its way through the luminous objects, then, in a moment of release it begins to shake and sway similar to the way a child might in order to induce dizziness. The movement continues and intensifies as if it has discovered something. At this moment, the surface of the screen blurs, becomes more abstract, and the luminous shapes transform into traces of light.

Here, the experimental filmmaker calls on her painterly gaze to manipulate the surface of the screen. She uses the film's exposure to print the light in such a way that recognizable objects become splashes of colour. For Angela Joosse, Menken's invention lies in the fruitful tension between the movements of her body and the image recording mechanism of the camera. If Menken had not moved, she would not have seen the images that she later edited together, and had she not moved using a slow shutter speed, luminous objects would not have stained the surface of the screen.

Menken's images that emerge from the relationship between the movement of the body and technology are quite similar to those of *Ghostcatching* (1999), a digital art installation that displays the virtual dance of Bill T. Jones. Instead of a camera tracing the light on the screen, it is the movement of the body recorded via small sensors that draws the dance on the surface of the screen. Although they use different technologies, these two types of images carry an imprint of the body's movements and of the performers' original gestures.

In another sequence during Menken's *Lights*, the camera records city lights from what seems to be a moving vehicle. The colours have disappeared and white neon lights, that recall those found in Man Ray's *Emak-Bakia* (1926), take their place. In addition to the mechanical displacement of the frame, Menken introduces arm movements as well as jolts, sweeps, and tilts of the camera. The city lights float and whirl as if in a ballet filmed from above in one of Busby Berkeley's musicals.

The film ends in a crescendo with an acceleration of the speed of moving luminous objects. Menken filmed in stop motion, reducing the number of successive images, and as a result, the filmic image grows more abstract. Menken transformed the screen into a canvas with traces of light scratching at its surface, as in Pollock's drippings, and extended the visual possibilities of the filmic image.

Editing Strategies

'The most interesting paradox, and perhaps the most difficult to comprehend, relates to the dancer's ability to simultaneously embody dislocations and grace, ruptures and connections, contrasts and continuities, the effects of fragmentation and flow',[28] says Didi-Huberman. Menken's choreographic approach relies as much on her body/camera movements as it does on her use of editing. Like the movements of a dancer, her choreography wanders between the continuous and the discontinuous.

Marie Menken seems to have found instinctively what contributes to the flowing quality of an image. In her films, she begins a camera movement in one shot and finishes it within the next. She notices the movement *in* the frame and replicates it with the one *of* the frame. She follows the axis and directions of the gaze from one shot to another. As in the pattern of an arabesque, the sinuous movements of the film circulate and interlace in an infinite convolution. Menken implements what Amy

Greenfield describes about Maya Deren's work as 'the *magical* power of motion over discontinuities of space and time'.[29]

Added to these elements is the music, often composed by Teiji Ito, Deren's last husband. The music increases the impression of continuity as it follows its own stream despite the change of spaces and rhythm of the image. At times, the gestures repeat themselves: the same lateral shift, the same vertical move, the same flapping or pounding, or the same pictorial motif. As in music and dance, Menken practices the art of repetition (and exaggeration). Brakhage has noted, in light of Gertrude Stein, that this type of repetition is never repetitive.[30] This is due to the Bergsonian notion that the moving image in its duration differentiates itself and produces anew.

Menken accomplishes the art of flow while applying the same ease to the practice of cuts, pauses, or stops: the cut, in a literal sense, of a movement of the frame which interrupts itself to reconvene somewhere else; the pause, which focuses on the movements within the frame and introduces an expectation of movements to come; and the stop, through the use of stop-motion, which inserts still images or immobility in the overall motion of the film. From there, the editing of all these movement types forms a choreography of images that relies on power relations: relations of speed, duration, size, positions in space, of light, of colours, and of textures. What Menken produces is polyrhythmic, multiple, and composite.

Conclusion

Marie Menken's work is noteworthy because it is an original and avant-garde example of a multidisciplinary approach. In a way that can be compared to the practice of dance film, Menken's work involves body movements, movements of images, the exploration of space, duration, and rhythm; the links between music and image, site specific experimentation, and improvisation. As a result, it functions within a (contemporary) choreographic paradigm.

The artist's work is further informed by her early experiences as a painter and gracefully explores the pictorial potential of the filmic image. In this way, Menken is exemplary because her work is as concerned with the kinetic and the somatic as it is with the history and aesthetics of still and moving images. Even if Menken's original intention was not to transpose dance to the screen, her work can be used to examine *action based or performance based* image building, and at the same time, to enrich considerations of current practices that involve choreographers interested in the construction of images.

Martina Kudlacek, director of the documentary *In the Mirror of Maya Deren* (2001), also created a film about Marie Menken, *Notes on Marie Menken* (2006). It is unlikely that this is a coincidence. Indeed, we could view the work of these artists as two complementary angles of approach to dance film: that of Maya Deren, which sought *to transform dance into image* and that of Marie Menken, which attempted to *make the image a dance*. One way or another, what remains to be addressed is the distinction (or not) between 'what dance is' and the question of 'what makes it dance'.[31]

Notes

[1] 'In the history of cinema up to that time, Marie's was the most free-floating handheld camera short of newsreel catastrophe shots; and *Visual Variations on Noguchi* liberated a lot of independent filmmakers from the idea that had been so powerful up to then, that we have to imitate the Hollywood dolly shot, without dollies – that the smooth pan and dolly shot was the only acceptable thing. Marie's free, swinging, swooping hand-held pans changed all that, for me and for the whole independent filmmaking world'. Stan Brakhage, *Film at Wit's End: Eight Avant-Garde Filmmakers* (New York: McPherson & Company, 1989), 38.

[2] See Melissa Ragona, 'Swing and Sway: Marie Menken's Filmic Events,' in *Women's Experimental Cinema*, ed. Robin Blaetz (Durham: Duke University Press, 2007).

[3] P. Adams Sitney, *Eyes Upside Down, Visionary Filmmakers and the Heritage of Emerson* (Oxford, Oxford University Press, 2008), 23.

[4] Angela Joosse, 'Made from Movement: Michael Snow's THAT/CELA/DAT, Marie Menken's Arabesque for Kenneth Anger, and Richard Serra's Double Torqued Ellipse', (PhD diss., Ryerson and York University, 2012).

[5] P. Adams Sitney explains that Menken even claimed that she came up with the idea for the jump through space and time in Deren's *A Study in Choreography for Camera.*

[6] Noël Carroll, 'Toward a Definition of Moving-Picture Dance', reprinted in *The International Journal of Screendance*, Vol 1, n°1 (2010), 123.

[7] Ibid.

[8] 'I have chosen the term "screendance" as the most accurate way to describe the passage of "dance", via its mediated image, to any and all screens without articulating materiality'. Douglas Rosenberg, *Screendance. Inscribing the Ephemeral Image* (New York: Oxford University Press, 2012), 3.

[9] 'Recorporealisation refers to the literal reconstruction of the dancing body via screen techniques; at times a construction of an impossible body, one not encumbered by gravity, temporal restraints, or death'. Ibid., 55

[10] People who knew the artist commented that in her work, Menken was always dancing while filming and they use extensive dance vocabulary to describe her camera movements.

[11] Erin Brannigan, *Dancefilm: Choregraphy and the Moving Image* (New York: Oxford University Press), 2011, 125-130

[12] Ibid., 173.

[13] Brakhage, *Film at Wit's End*, 38.

[14] Anne-Claire Cauhapé, 'La Chorégraphie du geste pictural: Sensible et Plasticité' in *Sur le geste - hors série* (2006).

[15] Georges Didi-Huberman, *Le danseur des solitudes* (Paris: Editions de Minuit, 2006), 48.

[16] 'By withholding any establishing shot that would provide an overview of the studio, and even by suppressing images that would frame a whole, autonomous piece of sculpture, she makes it impossible to predict the purposiveness of her camera movements'. P. Adams Sitney, *Eyes Upside Down*, 27-28.

[17] Ibid.

[18] Brannigan, *Dancefilm*, 125-127.

[19] Anacrusis is a musical term that refers to situations when the first measure of music begins with silence or is preceded by a series of notes before the first downbeat. This time counted within the piece of music can be used by the performer 'to place' her rhythm. In our context, an anacrusis refers to a latency, and therefore, a time lag in the rhythm.

[20] Brannigan, *Dancefilm*, 43-44.

[21] A practice seen in later performance art videos.

[22] Rosenberg, *Screendance,* 70.

[23] 'Migrating dance to camera space is a process of meta-production that resembles something similar to contact-improvisation--and in a sense, it *is* about both contact and improvisation'. Ibid., 2.

[24] 'She had a dancing eye and she had a wonderful eye for details. And it seemed that her film was almost cut in the camera, as she seemed to know all the little details she wanted to put together like a jigsaw puzzle'. Kenneth Anger in *Notes on Marie Menken*, DVD, directed by Martina Kudlacek (2006: Icarus Films).

[25] 'The film repeatedly presents sweeping-to-pausing movements over the sculpted relief patterns of the palace's walls and pillars. These movements are akin to running one's hand over the textured surfaces in a kind of caress'. Joosse, 'Made from Movement', 157.

[26] From the Brechtien acting theory that involves a system of attitudes, gestures and words in order to establish the social position of a character in relation to the others. It was used and modified by Gilles Deleuze to name 'the link or the knot of attitudes between themselves, their coordination with each other, in so far as they do not depend on a previous story, a pre-existing plot or an action-image. On the contrary, the gestus is the development of attitudes themselves, and as such, carries

out a direct theatricalization of bodies, often very discreet, because it takes place independently of any role'. Gilles Deleuze, *Cinema II: The Time Image* (London: Continuum International Publishing Group, 2005),185.

[27]'Banes's description of "dance as a frame to scrutinize movement-action-as material" might be reworked to read "the *frame* as a site to scrutinize movement-action-as material"'. Rosenberg, *Screendance*. 51.

[28] Didi-Huberman, *Le Danseur*, 128.

[29] Amy Greenfield, 'The Kinesthetics of Avant-Garde Dance Film: Deren and Harris' in *Envisioning Dance on Film and Video*, edited by Judy Mitoma and Elizabeth Zimmer (London: Routledge, 2002), 22.

[30] 'Marie often seems repetitive but, like Stein, she never is'. Brakhage, *Film at Wit's End*, 40

[31] 'What meaning can we give to the "what makes it dance"? How can we condense into one irrepressible tension the two modalities of "doing" and "dancing"?' Adnen Jdey, *Ce qui fait danse : de la plasticité à la performance* (Paris, La Part de L'œil, 2009), 7.

VOIR ET SE MOUVOIR :
LA PERFORMANCE DES IMAGES
DE MARIE MENKEN

STÉPHANIE HERFELD

Mouvements

Dans sa peinture, Marie Menken (New York, 1909-1970) recherchait avant tout les possibilités de mouvement de la lumière sur une surface plane. Avec une caméra dans les mains, elle ne peut résister au déplacement, elle s'approche des objets et effectue sans inhibition des mouvements de caméra. Ces mouvements, parfois très visibles, auraient pu être mis sur le compte de l'amateurisme ou de la maladresse mais, pour Stan Brakhage, Marie Menken a libéré la gestuelle du cinéaste expérimental.[1]

D'apparence relativement modeste, les films de Menken sont des chorégraphies d'images, des compositions de motifs pris dans la réalité : les sculptures d'Isamu Noguchi, l'architecture de l'Alhambra de Grenade, les guirlandes lumineuses du sapin de Noël du Rockefeller Center. Les motifs sont aussi fabriqués, découpés dans des papiers de couleur (films d'animation). Menken enregistre le monde et le restitue dans un rythme personnel : des gouttes d'eau qui circulent sur des feuilles, les fleurs du jardin d'un ami, des prêtres espagnols qui creusent des tombes, les mouvements de la vie new-yorkaise, les allées et venues des artistes qui travaillent dans la *Factory*...

Le travail de Menken a été peu montré et peu commenté. Il a pourtant influencé celui de ses amis : Stan Brakhage, Jonas Mekas, Kenneth Anger, Maya Deren et Andy Warhol. Après l'hommage de Brakhage et l'article de Melissa Ragona,[2] il faudra attendre *Eyes Upside Down* (2008) de P. Adams Sitney pour une analyse approfondie des enjeux et des effets de la *caméra somatique* de Menken.[3] Sitney nomme ainsi une caméra tenue *à bout de bras* qui produit des mouvements de l'image s'identifiant à ceux d'un corps en mouvement. Même s'ils sont agités, maladroits, voire sous l'emprise de l'alcool, pour Sitney, les mouvements de Menken font preuve d'un savoir-faire rythmique singulier et *juste*.

Si la richesse du travail de Menken permet plusieurs angles d'approche, c'est encore l'angle du mouvement qui a intéressé Angela Joosse.[4] A la suite de Sitney, elle analyse les qualités somatiques du film *Arabesque for Kenneth Anger* et elle repère un aspect qui pourrait être fondamental pour la pratique de la *danse dans ou par le film* : le lien entre la vision et le mouvement.[5]

Films de danse

Les films et les écrits de Maya Deren sont des fondements majeurs du passage de la danse à l'écran. Marie Menken connaissait Maya Deren. C'est Menken qui a d'ailleurs réalisé la partie d'échecs de *At Land* (1944) et qui a animé la constellation de *The Very Eye of Night* (1958).[6] Cependant, aucun lien n'a été établi entre le travail de Menken et le film de danse. Il y aurait pourtant plusieurs raisons de le faire.

Tout d'abord, si l'on s'en tient à la définition de Noël Carroll,[7] si un film implique de nombreux mouvements représentant un intérêt en soi, alors le film peut être envisagé comme un film de danse au sens large (*extended sense*) et ses mouvements considérés comme dansants (parce que la danse est l'art de l'exposition de mouvements représentant un intérêt en soi). Parce qu'ils reposent sur le mouvement, les films de Menken pourraient donc être comparés à *Ballet mécanique* de Fernand Léger et être considérés comme un *moving-picture dance* au sens large.

La deuxième raison s'inspire de la définition de la *screendance* donnée par Douglas Rosenberg dans son ouvrage du même nom.[8] Rosenberg conçoit la *screendance* comme une migration de la danse vers l'espace de l'écran et comme la reconstruction (*recorporealisation*) d'un corps dansant médiatisé. Pour Rosenberg, le corps médiatisé semble, d'une manière ou d'une autre, toujours visible à l'écran, mais ne pourrait-on pas parler d'un corps médiatisé lorsque le corps s'inscrit, non pas dans l'image, mais dans les mouvements de son cadre ?

Dans ce cas, où se situe la danse ? Cette question fait l'objet de la troisième raison : les images de Menken seraient des films de danse parce qu'elle-même *dansait* en les fabriquant.[9] Le travail de Menken soulève en effet une question importante pour le film de danse : de quelle danse un film de danse doit-il se construire ? Marie Menken n'était pas une danseuse professionnelle, mais elle dansait dans la pratique de son art. Qu'est-ce que cela faisait d'elle ? Peut-être qu'à son tour, elle cherchait à effectuer des mouvements inattendus (*anarchic moves*). Peut-être qu'elle tentait des échanges gestuels (*gestural exchanges*).[10] Et peut-être que, lorsqu'elle exécutait des mouvements de caméra inspirés par ce qu'elle percevait, elle pratiquait, avant l'heure, le *contact improvisation*.

Les films de Menken peuvent être rangés dans deux catégories en fonction de leurs mouvements de caméra. Il y a les films avec des mouvements de caméra très visibles et il y a les films au cadre plus stable qui privilégient les mouvements dans le cadre (films d'animation). Les films de la première catégorie doivent être analysés pour mettre en valeur leurs qualités kinésiques, somatiques et formelles, et parce qu'ils opèrent un jeu de *présence-absence* du corps dansant. Ces films, dont les plus exemplaires sont *Visual Variations on Noguchi* (1945), *Arabesque for Kenneth Anger* (1958-61) et *Lights* (1964-66), mettent en place des stratégies reconnues de films de danse, et manifestent, en même temps, le caractère singulier et transformatif de l'art de Marie Menken, dont le nœud se situe exactement dans *la performance du voir*.

L'inscription du corps dansant dans l'image

Lorsque Marie Menken demande à Isamu Noguchi de filmer son studio, il se trouve qu'il travaille, au même moment, sur des sculptures pour le décor d'un ballet de Merce Cunningham, *The Seasons*. Pour Marie Menken, *Visual Variations on Noguchi* tentait de capturer « l'esprit aérien du mouvement dégagé par ces objets solides ».[11] Et pour transmettre ce qu'elle percevait de ces sculptures, elle s'est mise à danser parmi elles. Le résultat peut être considéré comme un acte fondateur du cinéma somatique.

Le premier plan sur les sculptures de Noguchi est un mouvement de cadre vers le bas, suivi d'une coupe qui l'interrompt, puis d'une pause sur une partie de la sculpture, puis d'une autre, et encore une autre. Survient alors un déplacement latéral. La caméra semble suivre les contours des objets qu'elle observe. Après une autre pause, arrive un mouvement vers la droite. Le mouvement du cadre s'accélère, puis se met à tournoyer autour de la sculpture. Vient alors un des mouvements *signature* de Menken : un mouvement vers le bas, puis une coupe suivie d'un autre mouvement vers le bas, à la même vitesse, au même rythme, si bien qu'ils donnent l'impression de n'être qu'un.

Dans chaque geste de cadre, on sent le corps de Menken. On sent ses déplacements, son transfert de poids, ses contractions et ses relâchements, de sorte que l'image ne procède plus à une description mais à une suite de mouvements dans leur effectuation. On pourrait penser que Menken réalise avec le film ce que son contemporain Jackson Pollock a accompli dans la peinture : *le passage d'un art de l'image à un art de l'action (Action Painting)*.[12]

« Qu'est-il d'autre qu'un merveilleux savant des gestes à inventer et à décliner ? » se demande Georges Didi-Huberman devant la performance du danseur Israel Galván.[13] La diversité et la qualité des gestes de caméra de Menken interpellent de la même manière. Chaque séquence manifeste son ingéniosité corporelle et son intelligence rythmique. Sitney dit que Menken ne donne jamais une description d'ensemble des sculptures, si bien que, comme dans une danse qui se déroule devant nos yeux, on ne peut prédire les mouvements qui vont suivre.

« Le monde du danseur naît à chaque instant par le jeu d'une déviation bien pensée des gestes entrepris » dit encore Didi-Huberman. Menken montre une maitrise savante des glissements de l'image. Elle entreprend ce que, bien des années plus tard, Erin Brannigan nommera *anarchic moves,* des mouvements inattendus et inhabituels. Dès le début de son histoire, le passage à l'écran de la danse met à l'épreuve l'image filmique. Les inventions gestuelles de la danse agissent sur la temporalité et la spatialité de l'image et remettent en cause ses conventions. Erin Brannigan montre comment la danse rapide et complexe de Trisha Brown a forcé Babette Mangolte à innover et à construire une image plus fluide et plus lente. De même, pour insuffler de l'énergie aux mouvements, d'autres films de danse ont mis en place un montage elliptique, avec des coupes franches. Dans le cas de Menken, c'est la danse qu'elle performe en filmant qui a opéré une transformation de l'image. Elle a introduit le mouvement du corps dans sa *matière même*, des mouvements chaotiques et désordonnés, des anacrouses[14] gestuelles que personne n'avait jamais osées.

Le corps dansant de Menken nous apparaît alors dans un rapport d'inscription et d'effacement. D'inscription parce qu'elle rend visible ses moindres frémissements et ses « *micro-chorégraphies* ».[15] D'inscription encore parce que le cadre mobile instaure un rapport de *coprésence* entre l'artiste et le spectateur.[16] D'effacement parce que la forme du corps en mouvement n'est pas visible. Il n'y a ni silhouette, ni ombre, ni figure, juste, à de rares occasions, la fumée d'une cigarette et le reflet d'un battement de bras dans une vitrine. D'effacement toujours, car le montage des mouvements du corps/caméra de Menken modifie sa logique fonctionnelle. Comme dans les danses visibles des films de danses, les limites articulaires et musculaires y sont repoussées. Les mouvements corporels sont fragmentés, découpés et reconstitués, non sans causer des blessures métaphoriques au corps (*metaphoric wound*[17]). Dès lors, un mouvement simple peut être redoublé en longueur par une coupe en son milieu, un déplacement s'accélérer, et un tourbillon feindre de ne jamais s'achever.

Visual Variations on Noguchi peut être considéré comme un acte fondateur du cinéma somatique parce que les mouvements qui le composent n'avaient jamais été observés auparavant. Les films qui ont inspiré ceux de Menken, les films non narratifs de l'avant-garde, contiennent en effet peu de mouvements *humains* de caméra. Pour des raisons techniques, et peut être aussi parce qu'ils ont été produits dans l'économie du cinéma, les films de Hans Richter, Man Ray ou Norman McLaren utilisent des cadres fixes. Leurs mouvements se construisent dans la succession de mouvements dans le cadre.

Quant aux mouvements de cadre des films de Maya Deren, ils sont nombreux et font partie intégrante de la chorégraphie, cependant ils nous apparaissent plus raisonnables, peut-être par souci de clarté et par respect de la gestuelle mise en image. Ils semblent être davantage les mouvements d'une personne qui regarde, alors que ceux de Menken sont ceux d'une personne qui regarde alors même qu'elle se meut. Là est toute l'invention de Menken ! Parce qu'elle danse et regarde en même temps, elle combine à la fois l'art du cinéaste qui se déplace pour mieux montrer et anticipe la pratique à venir des danseurs qui fixent des caméras sur leur corps pour imprimer leur danse dans l'image (Trisha Brown dans *Homemade* et de nombreux danseurs et *screendanseurs* contemporains par la suite).

Contact improvisation

La *danse empreinte* de Menken nous apparaît encore plus spatialisée dans le film *Arabesque for Kenneth Anger* en raison du lieu où il a été tourné. Dans le palais de l'Alhambra, dans un décor vide de corps, Menken réalise une véritable œuvre *in situ* portée par la beauté du lieu.

Jouant sur l'arabesque, à la fois figure de danse et d'ornement, la caméra de Menken suit les lignes du décor. Comme dans *Visual Variation on Noguchi*, elle souligne les contours de l'ensemble architectural : mouvements arrondis sur les arches, mouvement vertical sur les tours et les colonnes, courses accélérées dans les cours intérieures, déplacement latéral le long des toits, mouvement rotatif sous les dômes, valse au rythme des motifs de mosaïques. Sans aller jusqu'à marcher le long d'un immeuble comme le danseur de Trisha Brown dans *Man Walking Down The Side of a Building* (1970), la caméra de Menken révèle l'espace et le rapport entre le corps et son environnement.

Aux gestes de cadre qui défient la mobilité du regard, s'ajoutent des pauses. Pauses sur la complexité plastique, voire la mobilité statique des mosaïques et des arabesques, et pauses sur des objets en mouvements. *Arabesque for Kenneth Anger* est un dialogue entre le statique et le mouvant, entre le mouvement *dans* le cadre et mouvement *du* cadre : il va de l'envol d'un oiseau au mouvement ascendant de l'image, du travelling filé qui déroule des objets un par un à l'écoulement de l'eau d'une fontaine, des spirales dessinées par des gouttes à la surface de l'eau aux cercles de lumières traversant la pierre et mis en mouvement par sa danse.

Pour Douglas Rosenberg, la pratique de la *screendance* pourrait être comparée à celle du *contact improvisation* qui prend le contact physique et le contact auditif et visuel comme point de départ du mouvement corporel.[18] On pourrait, de même, envisager la façon de faire de Menken comme du *contact improvisation*. *Arabesque for Kenneth Anger* semble, en effet, animé par une frénésie de mouvements spontanés guidés par l'enthousiasme de la vision. On voit qu'elle improvise, et on le sait, car le film a été tourné en un jour sans qu'elle ait pu, on l'imagine, préparer les prises de vue. Brakhage explique d'ailleurs que Menken non seulement improvisait les plans mais qu'elle montait le film en même temps.

Pour Angela Joosse, l'art de Menken se situe dans la transformation de la perception en mouvement. C'est donc exactement cela ! Comme Jackson Pollock qui improvisait des gestes de peinture dans un laisser-aller du corps et dans l'immédiateté de ses sensations, elle improvise une réaction kinésique issue du contact sensible à son environnement. Sa perception active et affectée lui inspire un rythme inégalé de déplacements et de déclenchements de l'appareil d'enregistrement cinématographique. Et pour Joosse, la perception de Menken est remarquablement tactile. Elle entre en contact avec son environnement par une anticipation du toucher et produit par là même des images en mettant l'accent sur leur matérialité.

Le *contact improvisation* de Menken est une performance active de vision, de motion et de composition qui implique une sélection des informations et une intimité avec ce qui est filmé. De la même manière que dans les films fondateurs de la *screendance*, Menken noue un dialogue subjectif avec son environnement, comme Hilary Harris a pu le faire avec la performance de Bettie de Jong dans *Nine Variations on a Dance Theme* (1967) ou celle d'Amy Greenfield dans *Element* (1973). De même que Hilary Harris, Menken se déplace et trouve des angles de vue, à la différence près que Menken prend à la fois le rôle du filmeur et du performeur...

Pour utiliser une notion proche du *contact improvisation* mais moins littérale, car elle considère tous les mouvements à l'œuvre dans un film de danse, on peut dire que les films de Menken mettent en place ce qu'Erin Brannigan nomme des échanges de gestes (*gestural exchange*). Ses gestes au sens large sont à la fois les gestes actuels de la performance de Menken, les gestes de réponses empathiques du spectateur, mais aussi le geste qualitatif de son art, c'est à dire des gestes singuliers et des *gestus* (ou accumulations de gestes) qui, par résonnance ou contamination, mettent en mouvement les sens et la pensée.

Travail de la surface

Douglas Rosenberg reprend l'analyse de Sally Banes, pour qui la danse postmoderne devient un « cadre pour examiner le mouvement-action comme matière », et remplace le cadre de la danse par celui de l'*écran* pour adapter l'idée au film de danse. Prendre l'écran comme un cadre pour sonder le mouvement est exactement ce que fait Menken, et ceci après avoir pris la *toile* pour observer le mouvement. Ceci parce que, pour elle, le mouvement n'est pas une qualité rajoutée mais le *matériau* de construction de l'image.

Parce qu'il met en scène des mouvements de lumière, c'est le film *Lights* qui illustre de la façon la plus épurée la capacité de Menken à révéler les formes par le mouvement. Le film débute par un gros plan sur des décorations d'un sapin de Noël. Des cloches de couleur sont filmées d'en-dessous, la caméra tourne autour du sapin au rythme de la marche. Elle regarde, semble chercher quelque chose, se faufile parmi les objets, puis, dans un mouvement de lâcher prise, elle commence à se secouer, à osciller rapidement comme un enfant pourrait le faire pour voir ce que cela fait, ou pour s'étourdir. Le mouvement se poursuit puis s'intensifie, comme s'il avait fait une découverte. C'est alors que la surface de l'image se trouble, devient plus abstraite, et que les formes lumineuses se transforment en trainées de lumières.

Ici, la cinéaste expérimentale fait appel à son regard de peintre pour travailler la surface. Elle utilise la capacité de la caméra à imprimer la lumière pour transformer des objets reconnaissables en touches de couleurs. Pour Angela Joosse, l'invention de Menken se trouve dans la tension fructueuse entre ses mouvements de corps et le mécanisme d'enregistrement de la caméra. Si Menken n'avait pas bougé, elle n'aurait pas vu les images qu'elle a montées ensemble. Et si elle n'avait pas bougé en utilisant une vitesse d'obturation lente, les objets lumineux n'auraient pas tâché l'écran.

Les images de Menken qui naissent de la rencontre entre le mouvement du corps et de la technologie ressemblent étrangement à celles de *Ghostcatching* (1999), une installation d'art numérique qui met en images la danse virtuelle du danseur Bill T. Jones. Au lieu d'une caméra qui trace la lumière par son mouvement, c'est le mouvement du corps enregistré par des capteurs qui dessine la danse sur l'écran. Même si les technologies utilisées sont différentes, les deux types d'images portent en elles l'empreinte originale des mouvements de corps et de la gestuelle de leur performeur.

Dans une autre séquence du film, la caméra filme les lumières de la ville de ce qui semble être un véhicule en déplacement. Les couleurs ont disparu et laissent la place à des néons blancs qui font penser à ceux *d'Emak-Bakia*. Au déplacement machinique du cadre, Menken ajoute des mouvements de bras, des secousses, des balayages et des renversements de la caméra. Les lumières flottent et virevoltent comme dans un ballet filmé d'en haut d'un film de Busby Berkeley.

Le film s'achève dans un crescendo par une accélération de la vitesse de déplacement des objets lumineux. Menken filme image par image et réduit donc le nombre d'images successives. L'ensemble devient encore plus abstrait. Elle transforme l'écran en toile où des traits de lumière griffent la surface comme les *drippings* de Pollock et pousse encore plus loin les possibilités plastiques de l'image filmique.

Stratégies de montage

« Le paradoxe le plus intéressant, le plus difficile à comprendre, peut-être, concerne la capacité que possède ce danseur à faire travailler ensemble dislocations et suavités, ruptures et connexions, contrastes et continuités, effets de fragmentation et effet de flux. ».[19] L'approche chorégraphique de Menken se situe aussi bien dans ses mouvements de corps/caméra que dans le montage de ses images. Et, comme dans celle du danseur, sa danse erre entre le continu et le discontinu.

Marie Menken semble avoir trouvé, d'une façon instinctive, ce qui fluidifie les mouvements de l'image. Elle commence un geste de caméra dans un plan et l'achève dans un autre. Elle observe le mouvement dans le cadre et le reproduit par celui de la caméra. Elle fait suivre les axes et les directions du regard entre les plans distincts. Comme dans le motif de l'arabesque, les mouvements sinueux de l'image circulent et s'entrelacent dans une convolution qui s'avère infinie. Menken met en place ce qu'Amy Greenfield décrit à propos du travail de Maya Deren: « Le pouvoir magique de la « motion » sur la discontinuité de l'espace et du temps ».[20]

A cela s'ajoute la musique, souvent celle de Teiji Ito, qui renforce l'impression de continuité parce qu'elle suit son cours malgré les changements de lieux et de tempo de l'image. Et puis parfois les gestes se répètent : même mouvement latéral, même chute verticale, même battement, même motif pictural. Comme dans une musique ou une danse, Menken pratique l'art de la répétition (et de l'exagération). Brakhage avait déjà remarqué, à la lumière de Gertrude Stein, que cette répétition n'est en aucun cas répétitive. Ceci parce que l'image réalise dans sa durée une différenciation toute bergsonienne qui produit de la nouveauté.

Si Menken parvient à ces effets de flux, elle pratique avec autant d'aisance la coupure, la pause, ou l'arrêt ; la coupe, au sens littéral, d'un mouvement de cadre qui s'interrompt brusquement pour se ressaisir ailleurs ; la pause qui met en valeur les mouvements du cadre et qui instaure une attente de gestes à venir ; et l'arrêt, par la technique de l'animation en volume (*stop motion*) qui introduit des images fixes ou de l'immobilité dans le mouvement général du film. Dès lors, le montage de tous ces types de mouvements prend la forme d'une chorégraphie d'images qui fonctionne sur des rapports de forces : rapports de vitesse entre les mouvements de déplacement du cadre, rapports de durée entre les plans, rapports de taille entre les objets du cadre (de l'ensemble au détail), rapports de positions dans l'espace (du distant au proche), rapports de luminosité, rapports de couleurs, rapports de textures... L'ensemble ainsi produit est polyrythmique, multiple, voire composite.

Pour conclure

Le travail de Marie Menken est remarquable parce qu'il est un exemple original et avant-gardiste d'une approche pluridisciplinaire. D'une manière que l'on peut comparer à la pratique des films de danse, il implique à la fois le mouvement du corps, le mouvement de l'image, le travail de l'espace, de la durée et du rythme, le lien avec la musique, l'expérimentation *in situ*, l'improvisation, et fonctionne donc allègrement sur un paradigme chorégraphique (contemporain).

Il est, de plus, informé par l'expérience plastique de Menken et il explore, avec grâce, la plasticité et la pictorialité de l'image filmique. C'est à ce titre qu'il peut être exemplaire parce qu'il est autant concerné par la kinésie et la somatique que par l'histoire et les formes des images fixes et mobiles.

Enfin, même si l'intention de Menken n'était pas d'opérer un passage de la danse à l'écran, son travail peut servir de base à une analyse sur la pratique de l'image par l'action ou par la performance, et par là même nourrir une réflexion sur la pratique actuelle de chorégraphes qui cherchent avant tout *à faire image*.

Il se trouve que Martina Kudlacek, qui a réalisé un documentaire sur Maya Deren (*In the Mirror of Maya Deren,* 2001*)*, a aussi réalisé un film sur Marie Menken (*Notes on Marie Menken*, 2006). Ceci n'est peut-être pas un hasard. On pourrait en effet voir le travail de ces deux femmes comme les deux angles d'approches complémentaires du film de danse. Celui de Maya Deren qui cherchait à « transformer la danse en image » et celui de Menken qui tentait de « faire de l'image une danse ».

D'une manière ou d'une autre, il s'agit toujours de chercher à démêler (ou pas) le « ce *qu'est la danse* » du « *ce qui fait danse* ».[21]

Notes

[1] « Dans l'histoire du cinéma jusqu'à cette époque, le court film d'actualité porté à la main de plans de catastrophe de Marie était le plus librement flottant ; et *Visual variations on Noguchi* a libéré beaucoup de réalisateurs indépendants de l'idée qui avait été si puissante jusqu'alors, selon laquelle il faudrait imiter les plans tournés à la dolly de Hollywood, mais sans dollies – que le panoramique lisse et le plan à la dolly étaient seuls acceptables. Les panoramiques portés à la main de Marie - libres, animés, fondant en piqué - ont changé tout cela, pour moi et pour l'ensemble du monde de la réalisation indépendante », Stan BRAKHAGE « Film at Wit's End: Eight Avant-garde Filmmakers » *(*McPherson & Company, 1989), p.38.

[2] Melissa RAGONA, *Swing and Sway Marie Menken's Filmic Events*, Women's Experimental Cinema, sous la direction de Robin BLAETZ (Duke University Press), 2007.

[3] P. Adams SITNEY, *Eyes Upside Down, Visionary filmmakers and the heritage of Emerson* (Oxford University Press, 2008), p.23.

[4] Angela JOOSSE, *Made from Movement: Michael Snow's THAT/CELA/DAT, Marie Menken's Arabesque for Kenneth Anger, and Richard Serra's Double Torqued Ellipse* (Ryerson and York University, Canada, 2012).

[5] Martina KUDLACEK, *Notes on Marie Menken*, DVD, Icarus Films, 2006.

[6] P. Adams Sitney rapporte que Menken prétendait même avoir donné l'idée du saut spatio-temporel de *A Study in Choregraphy for Camera* à Deren.

[7] Noël CARROLL, *Toward a definition of Moving-Picture Dance,* réédité dans *The International Journal of Screendance*, Vol 1, n°1, 2010, p. 123.

[8] Douglas ROSENBERG, *Screendance. Inscribing the ephemeral image* (Oxford University Press, 2012), p. 3.

[9] Tous ses commentateurs font état de sa manière de filmer en dansant et tous emploient un nombre important de termes liés à la danse pour désigner ses mouvements de caméra.

[10] Erin BRANNIGAN, *Dancefilm. Choregraphy and the Moving Image* (Oxford University Press, 2011), p. 125-130.

[11] Stan BRAKHAGE, *Film at Wit's End, Eight Avant-garde Filmmakers* (McPherson & Company, 1989), p 38.

[12] Anne-Claire CAUHAPE, *La Chorégraphie du geste pictural. Sensible et Plasticité* dans *Sur le geste*, Murmure hors-série (Université de Lille 3, 2006).

[13] Georges DIDI-HUBERMAN, *Le danseur des solitudes* (Éditions de Minuit, 2006), p 48.

[14] En musique, une anacrouse est un terme qui se rapporte aux situations où la première mesure musicale commence par un silence ou est précédée par une série de notes. Ce temps compté au sein du morceau de musique peut être utilisé par l'interprète afin de « placer » son rythme. Dans notre contexte, une anacrouse se réfère à une latence, et pour cela, à un délai dans le rythme.

[15] Erin BRANNIGAN, p. 43-44.

[16] Ce qui arrivera souvent dans les vidéos à venir de *Performance Art.*

[17] Douglas ROSENBERG, p. 70.

[18] « Faire migrer la danse vers la camera constitue un processus de méta-production qui s'apparente au contact improvisation – et d'une certaine façon, il s'agit à la fois de contact et d'improvisation », Douglas ROSENBERG, *Screendance. Inscribing the ephemeral image* (Oxford University Press, 2012), p. 2.

[19] Georges DIDI-HUBERMAN, *Le Danseur des solitudes* (Les Éditions de Minuit, 2006), p. 128.

[20] Amy GREENFIELD, *The Kinesthetics of Avant-Garde Dance Film: Deren and Harris*, dans *Envisioning Dance on Film and Video*, sous la direction de Judy Mitoma (Routledge, 2002), p. 22.

[21] Adnen JDEY, *Ce qui fait danse : de la plasticité à la performance* (La Part de L'œil, 2009), p.7.

III:

HERITAGE/
PATRIMOINE

PERPETUAL BECOMING:
FIGURES OF METAMORPHOSIS
IN THE CINEMATIC CHOREOGRAPHY
OF MOVEMENT BEFORE 1960

MARION CARROT

'…it is what is happening that is important in my films, not what *is* at any one moment…'
—Maya Deren[1]

Prior to the development of video dance at the end of the 1960s, Maya Deren's work had already, as early as the 1940s, focused on choreography for camera. Despite her status as a pioneering figure in the American avant-garde, Deren's interest in the visual possibilities of the dancing body placed her outside the realm of established fictional, ethnographic documentary, or news film circuits. Yet, cinema's earliest films captured numerous regional, classical, popular, and even 'exotic' dances on camera. Dance was featured in the fictional films of Méliès and continued to develop within cinema, leading up to its longstanding reign in musical films from the 1930s onward. Additionally, ideas related to dance documentation surfaced in the 1920s in the USSR, as well as in Germany and the United States, but while screendance has certainly been nourished by these choreographic documents, they lack a specific reflection regarding cinematic images of dance movement.

Some early directors turned towards these documentary interests, focusing their attention on capturing movement in its entirety within the broad frame of medium or wide-angle shots. The nascent film industry, for its part, tended to normalize dancing bodies by progressively subjugating them to the technical and narrative logic of mainstream cinema. The devices being used systematically adopted a productivist logic of 'faceification' ('visagéification') in order to provide the inner workings of the choreography (or gesture as performance), with a maximum visibility.[2]

As a result, one must look elsewhere for early experiments centred on the creation of choreography for camera, towards alternate images that deconstruct representations of the academic body while dancing and at play. This is the case for isolated avant-garde films such as *Féérie des ballets fantastiques* (1934) by Georges Busby and Gabrielle Bloch, or 'cinéphonies' (1935-1940) by Vuillermoz[3]. From a contemporary perspective, however, it would be obtuse to limit the study of choreographic movements to only those created according to the codes of various dance techniques. Indeed, numerous film experiments that focus on movement can be found in the works of avant-garde artists, from Germaine Dulac to Fernand Léger. Every film, every artistic movement, and every era features its own corresponding set of problematics related to filming images of the body. Movement's *mise en scène* is, nevertheless, central to each of these films, and as a result, the question becomes one of the *mise en dance* of movement through cinematic devices. It is not that all movements can necessarily be classified as 'dance', but rather that throughout the course of a film, or even several sequences and within the space of the cinematic image, the accent placed on movement renders it 'dance'.

In this corpus, one constant remains prominent and withstands multiple filmic experiments carried out over time: the dancing body is never stable. To the contrary, it always contains the seed of its own metamorphosis. Fictional films distributed to mainstream audiences most often advance the evolution of a character according to narrative logic: opening situation, modifying elements, events, resolution, and final stage. When a fictional narrative structure is not applied, the metamorphosis of a character's body fills this role as a metaphor of interior transformation. In order to allow for such a transformation, the mise en scène regularly relies on repetitive movements executed by a dancer or an actor. The movements are often chosen for their simplicity, which makes them evocative rather than assigning them a precise signification. Their repetitions mark successive steps in the transformation process, revealing the same body and the same gesture constantly renewed.

The film's mise en scène must then undertake the illusion of metamorphosis. For example, in the first half of René Clair's *Entr'acte* (1924), a sequence composed of a tutu-clad dancer executing various jumps over a black background reappears regularly. The dancer is most often lit from below and filmed in slow motion at a 90-degree angle from beneath a pane of glass. This approach amplifies the forms the dancer creates; the slow motion gives them an unaccented sense of continuity, providing a mechanical fluidity that lends a feeling of perfection and grace, as well as a lightness to the suspended body, temporarily relieved of its weight. The camera angle obscures the bust and face of the dancer, concentrating instead on the visibility of her legs. Using superimposition, the editing creates associations between the legs and a paper boat that follows the wind and navigates Parisian rooftops (and prior to this, between the legs and diverse circular motifs, such as inflatable heads, light spots, and boxing gloves). The body is thus mechanised by the slow motion; the legs become autonomous through the camera's angle, and the movement is loosely associated with other images through editing. Afterwards, throughout the course of jumping, the layers of the dancer's tutu evoke a flower, a star, and allude to the wind that pushes the boat along the rooftops through their upward movement. It is only for a fleeting moment that the dancer's movements are visible alone on screen and not engaged to encourage a game of visual correspondences with other elements of the film.

Here, the metamorphosis serves as a permanent reminder of other images via editing that takes the form of associations rather than narration. The transformation can also take place within the sequence or even within the individual shot. This is the case for several Surrealist films, which, in their tendency to fetishize certain parts of the female body, contributed to their cinematic metamorphosis—a metamorphosis mocked in *Entr'acte* when the dancer, incarnated by Inge Friess during the first part of the film, transforms into a bearded man played by Picabia at the moment the camera reaches the dancer's face. Close-up shots of the eyes, legs, and bust became common currency in these experimental films of the 1920s, yet in opting for selective framing, as well as the regular use of fixed angles, the body is cut and incomplete.

Repetitive movements created using this model lend a mechanical aspect to the body that often functions without a face, without narration, and without a progression of movement in space or in its inherent qualities. As a result, this body-machine finds its autonomy in relationship to what is off-camera, and it is no longer necessary to imagine the body on screen as a complete entity through a mental reconstruction of its non-visible parts. In a metonymical shift, the physical part of the body that appears in the frame becomes the whole. This is notably the case with the legs of a dancer executing the Charleston in Man Ray's *Emak-Bakia*

(1926). Viewers only see the dancer's legs and through repetition of both the movement and the sequence, they become an autonomous object.

At the end of *Retour à la raison* (1923), also created by Man Ray, a nude female bust oscillates laterally in a slow and repetitive movement that varies the motifs of light reflected on her skin. With the movement's hypnotic repetition, alongside the variation in light, the rest of the woman's body progressively ceases to exist, even off camera. In absolute visual autonomy, the bust is both the figure and the background: it enhances the appearance of the beams of light that embellish it, but is simultaneously intensified by the changing light. Fragmented by the frame and the movement, as well as rendered a mechanical object, the body is not reduced to a random decorative surface in the frame; it is a means of evocation while remaining the principal subject in a process of transcendence. In Man Ray's work, the body's metamorphosis is executed through the mechanisation and autonomy of one of its parts, and as a result, through the symbolic disappearance of all that is not visible. In the end, this only brings the viewer's focus closer to the physical portion of the body that remains on screen.

In this context, in which the body becomes both the figure and the background, and acts as a single support for all cinematic aspects of the shot, the other elements of the décor are destined to disappear in one way or another. In fact, in films from *Entr'acte* to *Retour à la raison*, décor is not absent, but consists of lighting effects projected onto the body of the performer. The décor thus contributes actively to the body's status of instability on screen. Abstract, or still mobile, the décor supports the transformation of the body in movement. Acting as a counterpoint, it instils in the image, the body, or that which surrounds the body, a sense of the Freudian 'uncanny', which disassociates viewers' ordinary proprioception from their attempts to empathise with the body on screen, thereby partially losing their connection to it.

In Dimitri Kirsanoff's cinéphonie, *Jeune fille au jardin* (1936), changes in décor occur, but solely through the use of successive rear projections within the frame, such as water or sky, atop an entirely black studio background. The dancer Clotilde Sakharoff is immersed within these rear projections via shifting camera angles; taking a frontal view of a vertical rear projection, the camera forms a high angle over the dancer while the rear projection is positioned on the floor. A play of intermittent lights completes the dancer's immersion within the projections, while she herself bestows a floating quality to her movements, privileging the fluidity and flexibility of her gestures and range of motion. These movements, indeterminate and evocative, embody both a 'jeune fille au jardin' (young girl in the garden) and the content of her dreams. In this space that falls between both exterior somnambulism and interior fantasy, the act of floating becomes perceptive, and in the course of a gesture the dancer becomes a naiad or a bird, associated with the rear projections featuring the blurred contours of a cloud, a wave, or other shifting and undefined matter. The moment at which she transforms from one figure to the next often remains uncertain, as if in a perpetual series of dissolves.

As a result, the viewer's attention rests not with the figure itself, but on the constant potential it holds to metamorphose which renders it an uncertain subject, difficult to identify. In this vein, Maya Deren evokes, regarding her own films, a 'constant metamorphosis—one image is always becoming another'.[4] She notably demonstrates the practical application of 'constant metamorphosis' in *A Study in Choreography for Camera* (1945), and more specifically, during a close shot in which the dancer Talley Beatty turns around himself with increasing speed. His head is invariably oriented on the diagonal, towards off camera to the right, in a lively movement, although it appears as if his head has never left the frontal position. With his movement and speed, he imitates the statue of a multi-headed deity visible in the background. Indeed, the dancer's body, blurred by the speed of his rotation, summons several directions at once in rapid temporality. As a result, the dancer breaks the cinematic image's single perspective and proposes, within the blur of a rotating movement, a frontal incarnation of space's three dimensions. From this point, the dancer's face, still in focus, is swept into the rotation and appears multiplied like the heads on the statue in the background, facing all directions. As a result, the dancer too becomes a statue through his movements in this sequence.

More broadly, throughout the duration of this short film, Beatty's dance takes on a growing importance before reaching complete stillness in the final image. Paradoxically, the dance, camera movements, and editing are used throughout the film, ultimately, in order to depict the immobility of a statue. Throughout this process, Talley Beatty's body acquires numerous metaphorical references while his dancing gradually identifies with, or distinguishes itself from, elements of the décor, framing, lighting, and editing. Such counterpoints include: a faun in the forest, an ephebe at the museum, and an animal in the sky, among others. These devices modify the viewer's perception of the same body by enriching the power of its representation. Eventually, the dancer achieves the complex dimension of a work of art, as defined by Gérard Genette[5], a state obtained when his movements evoke too many images to be identified while viewed, thus inspiring an emotional response to the work's aesthetic qualities that act as multiple and simultaneous signifiers.

Just as a chameleon changes colour to blend into its environment, the figure of a dancer on screen seems to react to the elements of the mise en scène, to either merge with them or to detach from them. The counterpoint then serves as an essential element to provoke, like a mirror, the perpetual evolution of the film's performer, during which the image of the dancer progressively increases in number of metaphorical signifiers. However, it is the dancer's movements, imbued with meaning, that serve as the driving force behind the concentration of multiple images on the surface of the same body. As a result, the dynamic relationship between dancers and other elements of the image establish the preeminence of the body in movement over the latter. Similarly, the part of the body presented within the frame functions like a synecdoche, a corporeal whole, which in its unity creates a receptacle of meaning. The dancing body thus functions as a metaphorical screen whose assumed unity provides a framework for its forms. The *Danse serpentine* filmed by the Lumières in 1896 embodies this principle. By creating uninterrupted waves with her garment's fabric, the dancer suggests the very possibility of a perpetual metamorphosis of her ghostly body in successive invocations. As Jacques Racier writes, 'that which is imitated, of everything, is the event of its apparition'.[6] Despite the frontal nature and theatricality of the Lumières' film, its manual colour tinting amplifies this phenomenon in lending a pictorial vision of the dancer that is almost impressionist, an impression rather than an image. Through light and movement, the fleeting result of these traces is projected onto the moving screen generated by the dancer's costume.

Brimming with images, elevated to the rank of a work of art through the multiple and simultaneous emotions it inspires, this moving body possesses an undeniable weight. Nevertheless, as a subject, this body is only composed of an accumulation of various representations, which it struggles to keep alive within the length of the film according to a process of choreographed responses to visual aspects of the image. A complete and full body during the opening of the film, the dancer is, by the end, no more than a 'missing' body according to the formula that Jacques Rancière, regarding the *Danse Serpentine*, revisits from the perspective of a late 19th century critic[7]: a body that erases itself in the face of a series of associations that it provokes. This process of disappearance assumes a strong connection between the bodies of dancers and their images. Until the beginning of the 1960s, dancers abandoned their organic dimension in all its weight and complexity on the flat screen to become a reflective surface, the mirror of a fleeting memory. Rather than a perceptive and physical relationship, this established an intellectual rapport between the viewer and the film. Far from the 'gestural exchange' between dancers and viewers described by Erin Branningan[8] regarding later films, the question here is not one of generating empathy, such as the impact experienced by viewers from watching the body's metamorphosis on screen. Instead, it would seem that avant-garde artists hoped to extend imaginary territories, disconnected from physical dimensions, open to an infinite number of new images.

The arrival of electronic devices in the dance filmmaking process during the 1960s allowed for longer periods of filming and additional ease, such as quicker replacement time for video reels. During its first phase, it was almost impossible to add effects to the footage during filming, but new possibilities in post-production tools gradually began to appear. These advances allowed artists to imagine a new relationship to dancing bodies, which were no longer bound to the equipment's constraints. Beyond the temporal structure of movements and their characteristics (such as continuous or cut), a wider exploration of spaces began to emerge as well: the camera's field of vision as a site for choreography in one sense, but also somatic territories composed of the moving body's surfaces. Here, the details of dance materialise and are transferred to the visible sphere through the camera: multiple curves of the body, the appearance of pores and body hair enlarged through plays of shadow and light, traces of the moving body within a landscape, and facial expressions, among others. These represent the interactions that henceforth characterized movement born from the dynamic process of creating dance for camera.

Since then, the metamorphosis of the body on screen has become conceptual. The accent no longer rests on the successive or simultaneous forms embodied by the dancers, but on the material and energy they explore. In *Merce by Merce by Paik*, Cunningham becomes disembodied in embedded silhouettes. Babette Mangolte attempts to represent Trisha Brown's body in its entirety by placing her in slow motion in *Water Motor* (1978), and Amy Greenfield submits viewers to various perceptions of the relationship between bodies and gravity in *Transport* (1971). Metamorphosis is no longer engaged as a metaphor, but is found earlier, at the heart of the creative process itself. No longer a narrative shift, it is used as a pure perceptive variation. Metamorphosis no longer calls on a structure of pre-established forms, it constructs an enlarged range of the senses, opening and shifting the viewer's imagination. In gradually distancing itself from the creation and recognition of the figurative, screendance has opened a new field of exploration for the bodies involved: those of the dancers on screen, those of the filmmakers and those of the viewers. As a result, screendance visibly represents the concept of 'corporeality' defined by Michel Bernard[9]: a body that, contrary to its outer appearance, is not merely a single unit but sees itself as a network, a field of variable intensities.

Notes

[1] 'MayaDeren', YouTube video, 4 :25, posted by Kulturaadmin, 10 December 2007, http://www.youtube.com/watch?v=MhEOOpbJKEc

[2] For more on the concept of 'faceification', see Gilles Deleuze, 'L'image-affection : visage et gros plan', in *Cinéma I. L'image-mouvement*, (Paris, Minuit, 1983) 125-144.

[3] Produced by Emile Vuilleromoz for La Compagnie des Grands Artistes Internationaux, cinéphonies are short films directed by several renowned artists (including Marcel L'Herbier, Dimitri Kirsanoff, Max Ophüls, etc.) intended to illustrate a musical performance via poetic visual images that are fictional or choreographic.

[4] 'MayaDeren', YouTube video.

[5] See Gérard Genette, *L'œuvre de l'art* (Paris, Le Seuil, 1994).

[6] Jacques Rancière, 'La danse de lumière', in *Aisthesis, scènes du régime esthétique de l'art* (Paris, Galilée, 2011), 127.

[7] Georges Rodenbach, *Le Figaro* (May 5, 1896), quoted by Jacques Rancière, in 'La danse de lumière', 123.

[8] See Erin Brannigan, 'Dance Film as Gestural Exchange' in *Dancefilm, Choreography and the Moving Image* (New York, Oxford University Press, 2011), 172-196.

[9] See Michel Bernard, 'De la corporéité comme anticorps, ou de la subversion esthétique de la catégorie traditionnelle de corps', in *De la création chorégraphique* (Pantin, Centre National de la Danse, 2002), 22.

LE PERPÉTUEL DEVENIR :
FIGURES DE LA MÉTAMORPHOSE
DANS LA CHORÉGRAPHIE FILMIQUE
DES GESTES AVANT 1960

MARION CARROT

« (...) it is what is happening that is important in my films, not what *is* in any moment (...) »
—Maya Deren[1]

Avant le développement de la vidéo-danse à la fin des années 1960, Maya Deren travaille autour de la chorégraphie pour caméra, dans les années 1940. Figure pionnière des avant-gardes américaines, elle paraît pourtant isolée dans le domaine de la mise en scène cinématographique de la danse, en dehors du circuit balisé de la fiction, du documentaire ethnologique et des actualités filmées. Or, dès la naissance du cinématographe, de nombreuses danses régionales, classiques, de société, ou encore exotiques, sont captées ; la danse entre dans la fiction avec Méliès, et ne cesse de s'y développer, jusqu'à régner durablement sur les comédies musicales à partir des années 1930. Le souci de l'archivage filmique commence quant à lui dans les années 1920, en URSS comme en Allemagne ou aux Etats-Unis. La vidéo-danse se nourrira certes de cet héritage chorégraphique. A ce dernier semble toutefois faire défaut une réflexion spécifique autour de la mise en scène cinématographique du geste dansé. Les réalisateurs paraissent en effet pour une part trouver leur intérêt dans l'archivage, c'est-à-dire dans le souci d'une captation du mouvement dans la globalité d'un plan moyen ou large. Pour une autre part, l'industrie cinématographique naissante tend à normaliser les corps dansants, en les asservissant progressivement aux logiques techniques et narratives d'un cinéma principalement hollywoodien. Les dispositifs à l'œuvre adoptent une logique systématique et productiviste de « visagéification » des corps en recherchant la visibilité maximum des ressorts narratifs investis dans la chorégraphie, ou du geste comme performance.[2]

C'est donc ailleurs qu'il faut tenter de découvrir, avant les années 1960, d'éventuelles expérimentations autour de la création chorégraphique pour la caméra ; au cœur d'images qui tendent notamment à déconstruire les représentations académiques des corps qui dansent et qui jouent. C'est le cas de films d'avant-garde isolés, comme la *Féérie des Ballets fantastiques* de Georges Busby et Gabrielle Bloch (1934), ou encore certaines « Cinéphonies » de Vuillermoz (1935-1940). Cependant, dans une perspective contemporaine, il paraît obtus de limiter l'étude d'un geste à l'apparence chorégraphique à celle d'un geste chorégraphié selon les techniques de la danse. De nombreuses expérimentations filmiques autour des gestes se trouvent en effet chez les différents auteurs des avant-gardes, de Germaine Dulac à Fernand Léger. A chaque œuvre, chaque courant, chaque époque, correspondent des problématiques particulières de mise en image des corps. La mise en scène du mouvement est toutefois au cœur de chacun des films et c'est ainsi que, pour tous, il est finalement question d'une mise en danse des gestes par le biais de dispositifs filmiques. Non pas qu'il soit possible de circonscrire les gestes exécutés dans une définition de la « danse » ; c'est plutôt que dans le temps du film ou de quelques séquences, et en ce lieu qu'est l'image cinématographique, l'accent mis sur ces gestes les fait danser.

De ce corpus, une constante se dégage et résiste à la diversité des expérimentations effectuées au fil du temps : le corps dansant n'est jamais stable. Au contraire, il contient toujours le germe de sa propre métamorphose. Les fictions appartenant au circuit traditionnel de diffusion relatent la plupart du temps l'évolution d'un personnage selon une logique romanesque : situation initiale – élément modificateur – péripéties – résolution – situation finale. Là où la narration romanesque n'a plus cours, les métamorphoses des corps des personnages prennent donc souvent le relais, comme la métaphore d'une transformation intérieure.

Afin de laisser advenir la transformation, la mise en scène s'appuie régulièrement sur des gestes répétitifs du danseur ou de l'acteur. Les gestes sont souvent choisis pour leur simplicité, qui en fait des supports évocatoires plutôt que de les enfermer dans un domaine de signification particulier. Leur répétition scande quant à elle les étapes successives de la transformation, en donnant à voir un même corps, un même geste, de façon à chaque fois renouvelée. À la mise en scène filmique de faire ensuite opérer l'illusion de la métamorphose. Ainsi dans la première moitié du film *Entr'acte* de René Clair (1924), une séquence composée d'une danseuse en tutu effectuant divers sauts sur fond noir revient régulièrement. La plupart du temps, la danseuse, éclairée par le bas, est filmée en contre-plongée intégrale à travers un sol de verre, et au ralenti. Ce dispositif donne de l'amplitude aux figures qu'elle effectue : grâce au ralenti, elles paraissent continues, sans accent, et cette fluidité mécanique ramène à un sentiment de perfection et de grâce, ainsi qu'à la légèreté d'un corps suspendu, temporairement délesté de sa pesanteur. L'angle de prise de vue occulte le buste et le visage de la danseuse, pour se concentrer sur la visibilité de ses jambes. Le montage les associe à un bateau de papier qu'une surimpression fait naviguer au gré du vent sur les toits de Paris, et avant cela à divers motifs circulaires (têtes gonflables, tâches de lumière, gants de boxe,...). Le corps est donc mécanisé par le ralenti, les jambes autonomisées par l'angle de prise de vue, et le mouvement librement associé à d'autres images par le montage. Dès lors, la corolle du tutu, au fil des sauts, évoque une fleur, un astre, figure par son soulèvement le vent qui pousse le bateau sur les toits,... Il est fugace, l'instant où les gestes de la danseuse sont montrés pour eux-mêmes, et non pour encourager un jeu de correspondances optiques avec les autres éléments du film.

La métamorphose prend place, ici, comme un rappel permanent d'autres images, par le biais d'un montage en forme d'associations plutôt que de narration. Cependant, la transformation peut également se jouer à l'intérieur même de la séquence, voire du plan. C'est le cas dans plusieurs films des surréalistes qui, dans leur tendance à fétichiser certaines parties du corps de la femme, ont travaillé à leur sublimation cinématographique. Des gros plans d'yeux, de jambes, de poitrines sont donc monnaie courante dans leurs réalisations expérimentales des années 1920. Cependant, en optant pour ces cadres sélectifs et des plans souvent fixes, le corps est coupé, incomplet. Les mouvements répétitifs effectués par le modèle insufflent une dimension mécanique à ce corps qui fonctionne souvent sans visage, sans narration, sans progression du mouvement dans l'espace ou dans sa qualité intrinsèque. Ce corps-machine prend alors son autonomie par rapport au hors-champ, et il n'est plus nécessaire de reconstituer mentalement ses parties non-visibles pour envisager le corps à l'image comme une entité globale. Dans un déplacement métonymique, la partie physique qui apparait dans le champ devient le tout. C'est notamment le cas des jambes d'une danseuse de Charleston dans *Emak-Bakia*, de Man Ray (1926). On ne verra d'elle que ses jambes, et à force de répétition du mouvement et de la séquence, elles deviennent un objet autonome. A la fin de *Le retour à la raison*, du même Man Ray (1923), une poitrine nue de femme oscille latéralement dans un mouvement lent et répétitif, faisant varier par ce biais des motifs lumineux projetés sur sa peau. Grâce à la répétition hypnotique du mouvement, grâce à la variation lumineuse, progressivement, le reste du corps de la femme n'existe plus, même hors-champ. La poitrine est à la fois la figure et le fond : elle sublime les figures lumineuses qui se dessinent sur elle, mais elle est simultanément sublimée par la lumière changeante, dans une autonomie visuelle absolue. Le corps, parcellisé par le cadre et le mouvement, rendu au rang d'objet mécanique, ne se dissout donc pas pour autant dans le champ comme une surface décorative quelconque : support d'évocation, il reste en même temps le principal sujet d'un processus de sublimation. Sa métamorphose opère, chez Man Ray, par la mécanisation et l'autonomisation d'une de ses parties, et donc par la disparition symbolique de tout ce qui n'est pas visible : cela ne fait finalement que focaliser davantage l'attention des spectateurs sur la portion physique restant à l'image.

Dans ce contexte où le corps devient à la fois figure et fond, et supporte seul tous les enjeux cinématographiques du plan, les autres éléments de décor sont voués à une forme de disparition. De fait, d'*Entr'acte* à *Le Retour à la Raison*, le décor n'est pas absent, mais il consiste dans les effets lumineux projetés à même le corps du personnage. Le décor participe donc activement à l'instabilité du statut du corps à l'image. Abstrait, ou encore mobile, il est le support de transformation du corps en mouvement. Agissant comme un contrepoint, il instille dans l'image, sur le corps ou autour de lui, une « inquiétante étrangeté » freudienne qui dissocie la proprioception ordinaire des spectateurs de leur tentative d'empathie pour ce corps à l'écran, qui leur échappe en partie. Dans *La jeune fille au jardin*, de Dimitri Kirsanoff (1936), des changements de décors ont effectivement lieu, mais uniquement par projections successives de transparences, d'eau ou encore de ciel, à l'intérieur du cadre, sur le fond complètement noir et stable d'un studio. La danseuse Clotilde Sakharoff est immergée au cœur des transparences par les angles de prise de vues : frontale devant une transparence verticale, la caméra est en plongée sur elle lorsque la transparence est au sol. Un jeu de lumières intermittentes complète l'immersion de la danseuse dans les projections, tandis que celle-ci donne à ses mouvements des qualités flottantes, privilégiant la fluidité des gestes et la souplesse des articulations. Ces gestes, indéterminés et évocatoires, incarnent à la fois la rêverie d'une « jeune fille au jardin » et l'objet de ses rêves. Dès lors, dans cet entre-deux à la fois somnambulique et onirique, le flottement devient perceptif et au détour d'un geste, associé à la transparence aux contours flous d'un nuage, d'une vague, ou d'une matière instable indéterminée, la danseuse se fait naïade ou oiseau. L'instant où elle passe d'une figure à l'autre reste souvent incertain, comme dans un perpétuel fondu enchaîné.

De fait, l'attention des spectateurs n'est pas portée sur la figure, mais sur le potentiel de métamorphose qu'elle contient constamment, et qui en fait une figure incertaine, difficile à identifier. A ce propos, Maya Deren évoque, au sujet de ses films, une : « (…) métamorphose constante – une image est toujours en train d'en devenir une autre (…). »[3] Elle met notamment en pratique cette logique de « métamorphose constante » dans *A Study in choreography for camera* (1945), et plus particulièrement dans un plan poitrine au cours duquel le danseur Talley Beatty tourne sur lui-même de plus en plus rapidement, la tête invariablement orientée de trois-quarts face vers le hors-champ droit, dans un mouvement vif, comme si elle ne quittait jamais la face. Par son mouvement, par sa vitesse, il va vers l'imitation de la statue visible en arrière-plan, et qui représente *a priori* une déesse à têtes multiples. En effet, son corps, rendu flou par sa vitesse de rotation, convoque, dans une temporalité rapide, plusieurs directions à la fois. Le danseur brise donc la perspective unique de l'image cinématographique et propose, dans le flou du mouvement rotatif, une incarnation frontale des trois dimensions de l'espace. Dès lors, son visage, toujours net, est pris dans ce tourbillon, et paraît multiplié, comme les têtes de la statue à l'arrière-plan, dans toutes les orientations. Dans cette séquence, le danseur se fait donc statue par son mouvement. Plus largement, au cours des deux minutes et quelques du film, la danse de Talley Beatty prend progressivement de l'ampleur, jusqu'à s'immobiliser totalement dans l'image finale. Les gestes, les mouvements de caméra et le montage sont donc utilisés tout au long de l'œuvre pour figurer, finalement, l'immobilité d'une statue. Ce faisant, le corps de Talley Beatty se gorge de références métaphoriques, au fur et à mesure que sa danse s'identifie ou se démarque des éléments de décor, de cadre, de lumière et de montage fournis en contrepoints : il est faune dans la forêt, éphèbe au musée, animal dans le ciel… Ces dispositifs modifient la perception des spectateurs sur un même corps, en enrichissant le pouvoir de représentation de ce dernier. Finalement, au moment où la posture de Talley Beatty évoque un nombre d'images trop important pour qu'elles soient énumérées à l'instant de leur perception, au moment où ces images se fondent en une émotion esthétique aux signifiants aussi multiples que simultanés, à ce moment le danseur acquiert la dimension équivoque d'œuvre d'art.

Tel un caméléon qui change de couleur pour se fondre dans son environnement, la figure du danseur à l'écran paraît réagir aux éléments de la mise en scène, s'y fondre ou s'en détacher. Le contrepoint est donc un élément essentiel pour susciter, en miroir, un devenir perpétuel de la figure, au cours duquel l'image du danseur s'épaissit progressivement de nombreux signifiants métaphoriques. Cependant, ce sont ses gestes, faucheurs de sens, qui sont l'élément moteur de la concentration d'images multiples sur la surface d'un même corps. Ainsi, les rapports dynamiques entre les danseurs et les autres éléments de l'image postulent la primauté des corps en mouvements sur lesdits éléments. De la même manière, la partie du corps présente dans le cadre figure, à la façon d'une synecdoque, un ensemble corporel qui, dans son unité, peut se faire réceptacle de sens. Le corps dansant fonctionne donc comme un écran métaphorique, et son unité revendiquée donne un cadre aux figures dont il devient le support. La *Danse serpentine* filmée par Lumière en 1896 incarne ce principe. En faisant onduler ses voiles sans discontinuer, la danseuse suggère la possibilité même d'une métamorphose perpétuelle de son corps fantomatique en évocations successives. Comme l'écrit Jacques Rancière : « ce qui est imité, de chaque chose, c'est l'événement de son apparition ».[4] Malgré la frontalité et la théâtralité du film Lumière, la colorisation manuelle de la pellicule amplifie le phénomène en donnant une perception picturale presque impressionniste de la danseuse, une impression plutôt qu'une image. Le résultat fugace de ces évocations est projeté, par la lumière et le mouvement, sur l'écran mouvant formé par le costume de la danseuse.

Gorgé d'images, élevé au rang d'œuvre d'art par les émotions multiples et simultanées qu'il suscite, ce corps en mouvement possède une épaisseur indéniable. Cependant, en tant que support, il n'est finalement constitué que du feuilletage des évocations qu'il s'efforce de faire vivre dans le temps du film, et selon un processus de réaction chorégraphiée aux éléments de l'image. Corps plein et unitaire à la première seconde du film, le danseur n'est finalement plus qu'un corps « introuvable », selon la formule que Jacques Rancière, à propos de la *Danse Serpentine*, reprend à un critique de la fin du XIXè siècle[5] : un corps qui s'efface devant la série d'évocations qu'il suscite. Ce processus de disparition suppose une identification forte entre le corps des danseurs et leur image. Jusqu'au début des années 1960, les danseurs abandonnent leur dimension organique dans toute son épaisseur et dans toute sa complexité, pour devenir, dans l'à-plat cinématographique, une surface réfléchissante, le miroir d'une évocation fuyante. Dès lors s'établit entre le film et ses spectateurs une relation physique fugace qui, entre rêve et souvenir, relève d'une virtualité persistante. Loin du « gestural exchange » entre danseurs et spectateurs que décrit Erin Brannigan à propos de films postérieurs,[6] il ne s'agit pas ici de susciter une empathie telle que les métamorphoses des corps à l'écran feront écho dans la chair des spectateurs. Bien plutôt, les avant-gardes paraissent vouloir étendre quelques territoires imaginaires, déconnectés de toute dimension matérielle, et par là même ouverts à une infinité d'images nouvelles.

A l'arrivée de l'électronique dans les processus d'enregistrement du mouvement, dans le courant des années 1960, il devient possible d'enregistrer pendant un temps long. A cela s'ajoute la facilité, et donc une plus grande rapidité lors du remplacement des bobines. Ensuite, dans un premier temps, il est presque impossible d'ajouter des effets sur la bande au tournage, mais de nouvelles possibilités de manipulation de l'image en post-production apparaissent. Ces évolutions permettent d'envisager un nouveau rapport aux corps dansants, qui ne soit plus soumis au rythme strict de fonctionnement de la machine d'enregistrement. Au-delà de la scansion temporelle des gestes et de leurs qualités (continu, saccadé…), s'élabore dès lors une exploration des espaces – espace triangulaire du champ de la chorégraphie pour caméra, d'une part, mais aussi territoires charnels constitués par la surface des corps en mouvement. Les rythmes de la danse prennent corps, au sens où ils sont transférés dans la sphère du visible : courbes multiples des corps, aspects pileux et poreux rendus gigantesques par des jeux d'ombres et de lumières rasantes, mouvement des cheveux dans l'espace, tracé des corps en mouvement sur un paysage, déformations faciales,… voilà la musique lumineuse qui scande désormais les gestes conjugués des corps et de la caméra.

Dès lors, les métamorphoses des corps à l'image deviennent conceptuelles. L'accent n'est plus mis sur les figures successives ou simultanées incarnées par les danseurs, mais sur les matières ou les énergies qu'ils explorent. Cunningham se désincarne en silhouettes incrustées dans *Merce by Merce by Paik*[7] ; Babette Mangolte tente de saisir le corps de Trisha Brown dans son unité en le passant au ralenti dans *Water Motor* (1978) ; dans *Transport* (1971), Amy Greenfield soumet à la perception des spectateurs les variations des rapports des corps à la gravité… La métamorphose ne vaut plus comme une métaphore ; elle se situe en-deçà, au cœur même du processus de création, non plus comme un déplacement narratif, mais comme une pure variation perceptive. Elle ne fait plus appel à un imaginaire jalonné de figures multiples, elle façonne les sens pour élargir, creuser, déplacer l'imaginaire des spectateurs. Ainsi, en s'éloignant progressivement de la création et de la reconnaissance de figures, la vidéo-danse ouvre un nouveau champ d'exploration des corps en présence : ceux des danseurs à l'image, ceux des filmeurs, et ceux des spectateurs. Elle aborde ainsi pleinement la visualisation du concept de « corporéité », défini par Michel Bernard[8] : un corps qui ne possède pas l'unité de son enveloppe charnelle, mais qui se vit comme un réseau, un champ d'intensités variables.

Notes

[1] « Maya DEREN», http://www.youtube.com/watch?v=MhEOOpbJKEc, mis en ligne le 10 décembre 2007 par Kulturaadmin, 4 :25, 01 :17
[2] Sur le concept de « visagéification », voir Gilles DELEUZE, « L'image-affection : visage et gros plan », *Cinéma I. L'image-mouvement*, (Paris, Minuit, 1983), p.125-144
[3] « (…) *constant metamorphosis – one image is always becoming another (…).* », « Maya DEREN », http://www.youtube.com/watch?v=MhEOOpbJKEc
[4] Jacques RANCIERE, « La danse de lumière », *Aisthesis, scènes du régime esthétique de l'art* (Paris, Galilée, 2011), p.127
[5] Georges RODENBACH, *Le Figaro* (5 mai 1896), cité par Jacques RANCIERE, « La danse de lumière » in *Aisthesis, scènes du régime esthétique de l'art* (Paris, Galilée, 2011), p.123
[6] Erin BRANNIGAN, « Dancefilm as Gestural Exchange », *Dancefilm, Choreography and the Moving Image* (New York, Oxford University Press, 2011), p.172-196
[7] Nam June PAIK & Shigeko KOBUTA, *Merce by Merce by Paik* (1973)
[8] Michel BERNARD, « De la corporéité comme anticorps, ou de la subversion esthétique de la catégorie traditionnelle de corps » (1991), *De la création chorégraphique* (Pantin, Centre National de la Danse, 2002), p.22

THE SCREEN AS CHOREOGRAPHIC SPACE: A PAS DE DEUX BETWEEN THE DANCER AND THE CAMERA

PAULINA RUIZ CARBALLIDO

Examining the screen as a choreographic space is an established area of research and practice within screendance. For Douglas Rosenberg, 'Video space as a site for choreography is a malleable space for the exploration of dance as subject, object and metaphor, a meeting place for ideas about time, space and movement'.[1] Screendance, also known as video dance or cinedance, is approached in this paper as a hybrid form composed of choreography directly linked to cinematic techniques (camera movements, angles, and editing rhythms) and created specifically for, by, and with the camera.

In this context, when considering the act of inscribing a dance movement on screen, it is important to understand dance as a crossroads of multiple influences, relationships, and sensory experiences related to *corporealities* as defined by Michel Bernard,[2] and to question existing notions of the 'body' in dance. Corporeality in dance, or dancing corporeality, exists, resonates, traverses and perceives the world from the senses: 'it is a unique way, made up of thousands of ways, to act-perceive within an environment that shapes corporeality'.[3] While viewing screendance, the exchange between the dancer and the camera is perceptible, as well as the subtle interactions that emerge between each corporeality. Additionally, choreographic possibilities on screen allow a break with the frontal image of the full-length dancing body found within the traditional proscenium theatre. This expands our approach to and perception of dance movement depicted by the camera in natural, urban, virtual, and architectural spaces.

Screendance, as a subtle and resonant process between disciplines allows new compositional relationships to emerge between the figure and the image. The dancer moving on screen is embedded within spaces that succeed one another and multiply, shifting landscapes in both the foreground and the background. According to Hubert Godard, 'one can consider the postural attitude and the pre-movement, the inevitable preliminary gesture, as a background on which the visible movement is drawn: the figure'.[4] In this sense, the movement of the dancer allows the viewer to perceive the three dimensionality of the space.

Film and video offer transformational spaces to the art of dance in which the figure may emerge within the image from different perspectives, camera angles, and a new stage: the screen. The 'kinespheric'[5] and kinaesthetic space both construct and emerge from the relationship 'dance-cinema-video' transmitted to the viewer through the dancer's movements on screen, which creates an impact by generating kinaesthetic empathy with the camera operator. The viewer is thus 'affected by the perception of transfers of weight, postural dynamism...awakening in him the most vibrant of echoes'.[6]

Two films, both remarkable in their relationship to the screen and associated with the 20th century screendance movement are examined in this paper: Maya Deren's *A Study in Choreography for Camera* (1945) created in collaboration with Talley Beatty, followed by Merce Cunningham and Charles Atlas' *Locale* (1979). These choreo-cinematic works constructed through a dialectical relationship are nourished by new methods of composition, and reveal different approaches to screendance that allow us to question and understand the space of the screen as a site for choreography. In this vein, the two films unveil the potential of camera movements, choreographed just as precisely as those of the dancers.

This study will first endeavour to analyse the two films from an aesthetic point of view while considering the question: Which movement constructs which body? According to Laurence Louppe, this question should open every discussion in dance[7]. In examining the subtle resonances between dance and cinema in a hybrid practice, the question can also be worded as follows: Which cinematic movement constructs which dancing body? This hybridization, created through frictions, interactions, and juxtapositions between choreographic art and film/video, also inspires discussions regarding the nature of perception, technique, style, aesthetics and history: How is dance perceived via the intermediary of the screen? What kinaesthetic force can result from the hybridization of cinema and dance?

Space in the Film *A Study in Choreography for Camera* or a Pas de Deux Between Maya Deren and Talley Beatty

This 1945 avant-garde film was shot in black and white in New York during an era of dynamic growth in American modern dance. It attempted to redefine the creative possibilities of the art of dance on the cinematic screen within the brief span of its two minutes and thirty seconds. In this film, dance and the camera share the collective responsibility of the movements themselves; the movements of the dancer are established in both the real-life space where he dances, as well as in the filmic space. Deren's film studies the possibilities that cinema offers to dance, presenting a dual choreography; if the dancer moves in front of the camera, the camera also dances and allows the space to dance. It is these dimensions of time, space, and movement that create a dynamic exchange between two forms of art.

In order to analyse space in this film, it is possible to divide it into four sections corresponding to four different locations: the opening forest, the apartment interior, the museum space, and the return to nature. The film begins with a long circular panoramic shot in slow motion that travels from right to left uninterrupted; the camera discovers the dancer Talley Beatty from different angles four times as he dances slowly in a spiral within a grove of trees. The contrasting play of tree trunks, light, and textures is accentuated by the panoramic movement of the camera in resonance with Beatty's dance, positioned at all spatial points (from the foreground to the background, as well as a vast number of intermediary levels). This contributes to the viewer's understanding of the space's three dimensionality despite its transposition to a two dimensional screen. The film's next change of scenery takes place through editing. Beatty begins executing a *développé* in the forest that continues smoothly, but is relocated inside Maya Deren's apartment as his pointed foot enters the frame from above and slowly descends, toes resting on the wooden floor. In *A Study in Choreography for Camera*, the fragmentation of scenes and their spatial and temporal frontiers are based on phrases danced by Beatty that connect the film's four spaces with camera movements, objects, and architecture. Space takes the shape of a multi-dimensional stage reconstructed through cinematic techniques.

Deren's work combines the physical body of the performer and the screen, the tangible and the virtual, the interior and the exterior, expanding the number of possible spaces and removing the dancer from the proscenium theatre. This reflects Maya Deren's definition of 'film dance': 'a dance so related to camera and cutting that it cannot be "performed" as a unity anywhere but in this particular film'.[8]

Deren also includes 'pas de deux' in her film's title. During the choreography of a pas de deux, the dancers' movements are sometimes synchronized, sometimes mismatched, but always responsive. The roles of the dancers in a pas de deux can also alternate, varying as objects or subjects, according to whether they are active or passive. This accompaniment and collaboration between two partners allows certain movements, otherwise inaccessible to the solo dancer, to take form. In Deren's film, the very same elements, or notions, of the pas de deux can be identified between the dancer and the camera. Deren and Beatty's artistic process illustrates three primary correlating approaches: alternating roles, plays of responsive synchronization and repetition, and the camera as partner.

The Camera as Partner

The camera as partner allows the filmmaker to accompany and even execute certain movements of the dancer. Deren said of her film that the camera was like a dancer's partner, 'as a partner would a ballerina...making progressions and movements possible...that are impossible with one body'[9]. For example, during the dancer's final *grand jeté,* the framing and cuts chosen by Deren literally allow the dancer to be carried in space as a partner would. This jump breaks the notion of terrestrial gravity. The camera's framing details the journey of the dancer's jump from one point to the other via takes that illustrate various parts of Beatty's body. Deren reconstitutes a curved trajectory of the imaginary *grand jeté* by transposing it directly onto the screen itself: Beatty's body first crosses an upward diagonal and stabilizes in the middle of the screen before returning on the reverse diagonal from top to bottom.

The choice of film cuts extends the momentum of the dancer's jump artificially by calling on the momentum of several other jumps, lending a suspended and prolonged effect to the *grand jeté,* and contributes to the sensation of the dancer being carried. The camera's accompaniment throughout the film is achieved through an interplay of inserted angles: wide, close-up, wide, close-up, wide, until Beatty lands on the hill. With his back turned, the viewer observes his position of looking out over the landscape in a contemplative state.

Space in the film *Locale* or The Vertiginous Dancing Frame

With *Locale* Merce Cunningham and Charles Atlas invented, explored, discovered, and developed a new choreographic approach to screendance by following the dancers' movements with three types of equipment: 'a steadicam, a Movieola crab dolly, and an Elemac dolly with a crane arm'.[10] Using these tools, Cunningham and Atlas questioned spatiality[11] in dance by exploring the difference between theatrical space and the space of the screen, or the frame. The choreographer's relationship to 'dance-film' and 'dance-video' illustrates an avant-garde approach towards the creation of compositional modes involving time and space. In Cunningham and Atlas' thirty-minute film, featuring Takehisa Kosugi's music *Interspersion* created in Cunningham's Westbeth studio in 1979, the recognisable stage disappears due to the camera operator's movements. The eye of the camera decentralises and democratises the theatrical space through various points of view. It makes several dimensions in space visible through both the camera's movements and those of the fourteen performers of the Merce Cunningham Dance Company.

Laurence Louppe underlines that in *Locale* 'the space moves and turns like a body. The forward space becomes the vertiginous moving space in which the axis and the angles vary with the trajectory'.[12] This dual movement allows viewers to enter into a visual and sensorial game composed of vibrations in a dizzying space where they lose their everyday bearings. Cunningham and Atlas wanted the camera to 'shift alongside, around and between the dancers at different speeds, its movements to be choreographed as precisely as those of the dancers'.[13] In the film, the camera operator designs a 'moving image' on the screen that reveals a visual kinaesthetic sense, resonating in the body of each viewer by juxtaposing the movement of the machine and human bodies.

To analyse the vertigo-inducing effect produced in *Locale*, the film can be divided into four sections: the unveiling or discovery of the dancers, the dance and its double, the domino effect of the dancers' movements, and the shift between private and public space, or the shift from studio to stage (theatre). These four parts correspond to four moments during which the viewer feels the vertiginous movements of the camera in resonance with the movements of the dancers. Through editing and precisely timed cuts in the choreography, the film's dance movement, time, and space are closely linked.

For example, during the first scene, in the 'unveiling or discovery of the dancers' section, a dancer appears immobile while a long take of five minutes, shot with a steadicam, becomes an external impulse that juxtaposes its rhythm by accentuating the immobility of the dancer and his difficulty to remain standing. Plays of disequilibrium between the dancers and the camera create an optical illusion provoked by a different perception of the movement, between vision and the vestibular system: a vertiginous sensation.

These two dynamics oppose each other and generate a connected distance through the approaching camera's vertiginous speed directed towards the dancer while following a circular movement around him. In this potential for action and interaction, the camera and the dancer unite space and time through an elastic relationship that finds a common point in the movement. The fact that the camera enters and exits the space of the dancers allows the viewer/traveller to experience the dance from a more spacious perspective through the circular, elliptical, and vertiginous movement of the frame. Atlas' camera unveils the presence of dancers scattered throughout the studio setting as if they were part of a spider's web in which the camera shifts by following the threads, spatial patterns, or trajectories to meet the dancers again and in doing so, experimenting with the depth of field.

From Private to Public Space or From Studio to Stage (Theatre)

The film's transition from the intimate space of the studio to the public space of the stage is created through shifts in the last group of dancers and a discreet cut that can be categorized as a 'false splice': the dancers' movements seem to continue in a fluid manner with unified rhythms of speed yet in a different space. This passage is a dance portrait in which each dancer enters and exits the frame, a dynamic dance for the screen that allows the viewer to contemplate the performance of each company member from several perspectives in space. *Pliés*, flexed torsos, *port de bras*, *ronds de jambes*, leaps in the air, turns, twists, or twists and turns, *pirouettes*, movements, gestures, completed lines, lines that separate and come together: *Locale* is a mobile tableau of lines, figures, and backgrounds in which new dancing figures successively emerge in harmony with the space.

Conclusion

Thirty-four years separate the two choreo-cinematic works discussed in this paper. While they may differ in their technical approach to the body, theme, inspiration, spatial relationships, camera use, music and sound, as well as rhythm and editing, the viewer can observe similarities in their artistic processes. The choreographic composition that guides the dancers' movements and those of the camera, as well as the reconstruction and emergence of the dancing body, echo one another in the two films.

In both *Locale* and *A Study in Choreography for Camera*, the camera becomes a dancer. The two films represent strong examples of work that opened new pathways of reflection and practice in screendance, characterized by a kinaesthetic reception of dance movement. As a result, these important productions, for both the history of dance and the screendance genre, questioned the frontal view of the theatre and generated a new way of considering space, broadening the possibilities of interactions between works of art, dancers, and viewers. Over time, these innovations were further explored and expanded through continued integration of cinematic tools, enriching the choreographic discourse within the space of the screen.

Revisiting these two historic screendance productions provides access to multiple perspectives surrounding the elaboration of a choreo-cinematic discourse, and allows us to envision new creative devices to reinvent current practices in the genre. In other words, 'to reference a dance is to set the work in motion again and to summon it to a current artistic dialogue'.[14] This thought, proposed by Isabelle Launay in her seminar 'Poétiques de la citation en Danse', inspires us to consider the creative and poetic spark that marks these works from the past and allows us to understand the mechanism of their production.

In this sense, it can be said that *Locale* and *A Study in Choreography for Camera* are hybrid creations in which dance and film enrich each other. Their approach to using cinematic language in resonance with dance as a hybrid landscape, virtual and inhabited by dancing bodies in a poetic and rhythmic fashion, allows the viewer to experience space, movement, micro-movements and the dynamic of corporealities. As a result, these films helped pave the way for the creation of a new genre: screendance.

Notes

[1] Douglas Rosenberg, 'Video Space: A Site For Choreography', *Leonardo* volume 33 issue 4 (2000): 1. This text is also available at: http://www.dvpg.net/.

[2] See Michel Bernard, *Le Corps* (Paris: Éditions du Seuil,1995).

[3] Christine Roquet, 'La scène amoureuse en danse: Codes, modes et normes de l'intercorporéité dans le duo chorégraphique' (PhD diss., Université Paris 8, 2002), 5.

[4] Godard Hubert, 'Le geste et sa perception', in *La danse au XXe siècle* edited by Michelle Marcelle and Ginot Isabelle (Paris: Bordas, 1997), 227.

[5] See Laurence Louppe, *Poétique de la danse contemporaine*, (Bruxelles, Contredanse, [1997], 2000).

[6] Idem., 186.

[7] Idem., 22.

[8] Maya Deren 'Film in Progress, Thematic Statement : Application for the Renewal of a Fellowship for the Creative Work in the Field of Motion Pictures', *Film Culture* 39 (winter 1965) : 13.

[9] Recording featured in the documentary *In the Mirror of Maya Deren*, directed by Martina Kudláček (2001; New York: Zeitgeist Films), DVD.

[10] David Vaughan, *Merce Cunningham : Un demi-siècle de danse*, trans. Denise Luccioni (Paris: Plume / Libraire de la danse,1997), 207.

[11] For a more details see: Julie Perrin 'De l'espace corporel à l'espace public' (PhD diss. Université de Paris 8, 2005).

[12] Louppe, Poétique,188.

[13] Vaughan, *Merce Cunningham*, 207.

[14] Isabelle Launay, lecture, 'Poétiques de la citation en danse'. Master's seminar, Université de Paris 8, 2013.

L'ÉCRAN COMME ESPACE CHORÉGRAPHIQUE : UN PAS DE DEUX ENTRE LE DANSEUR ET LA CAMÉRA

PAULINA RUIZ CARBALLIDO

Traiter la question de l'écran comme espace chorégraphique est une voie de recherche et d'expérimentations créatives avec les outils audiovisuels qui s'inscrit au sein d'une démarche bien établie dans le domaine de la vidéo-danse. Pour Douglas Rosenberg, « l'espace vidéo en tant que site pour la chorégraphie est un espace malléable permettant d'explorer la danse comme sujet, objet et métaphore, un lieu de rencontre pour des idées sur le temps, l'espace et le mouvement ».[1]

La vidéo-danse, danse à l'écran ou ciné-danse, est abordée par cette étude dans l'optique de création d'une forme hybride composée par des chorégraphies explicitement liées à des techniques cinématographiques (mouvements de la caméra, angles, rythme du montage, etc.) et créées spécifiquement pour, par et avec la caméra.

Dans le contexte de cet article, pour réfléchir sur l'inscription d'un geste dansant à l'écran, nous avons tout d'abord besoin de penser et de sentir la danse comme un passage d'influences, de relations et d'expériences sensorielles en contact avec des corporéités, tel que le définit Michel Bernard,[2] et d'interroger la notion du « corps » qui existe en danse. La corporéité en danse ou la corporéité dansante, vit, résonne, traverse et perçoit le monde à partir de son sentir, « c'est une manière singulière, faite de mille manières d'agir-percevoir au sein d'un environnement qui va façonner une corporéité ». En regardant la danse à l'écran nous pouvons percevoir l'échange entre le danseur et la caméra, ainsi que l'interaction sensible qui émerge entre chaque corporéité.[3]

De plus, il faut imaginer d'autres possibilités chorégraphiques qui permettent de découper l'image frontale et entière du corps dansant, dans la scène classique à l'italienne. Enfin, il est nécessaire d'élargir notre perception et notre regard aux gestes dansés vus par la caméra dans des espaces naturels, urbains, virtuels et architecturaux.

La vidéo-danse comme processus sensible de résonance entre disciplines fait émerger de nouvelles relations de compositions entre la figure et le fond. Le danseur en mouvement à l'écran est incrusté sur des espaces qui se succèdent et qui se démultiplient ; des paysages qui défilent en arrière-plan. Selon Hubert Godard, « on peut considérer l'attitude posturale et le pré-mouvement, préalable inévitable du geste, comme un arrière-plan sur lequel se dessine le mouvement apparent : la figure ».[4] Dans ce sens, les corps des danseurs se distinguent dans la profondeur de champ à partir du pré-mouvement, et leurs gestes rendent visible la tridimensionnalité de l'espace.

Le cinéma ainsi que la vidéo offrent à la danse des espaces transformables dans lesquels la figure surgit par le fond sous différentes perspectives, angles de vue et depuis une nouvelle scène : l'écran. « L'espace kinésphérique »[5] et kinesthésique, à la fois construit et émergeant de la relation « danse-cinéma-vidéo », se transmet au spectateur par les gestes des danseurs à l'écran qui l'émeuvent, en s'identifiant par empathie kinesthésique avec le caméraman lui-même. Donc, le spectateur « est affectée par la perception des transferts de poids, le tonus postural… réveille en lui les échos les plus vibrants ».[6]

Deux films singuliers dans leur rapport à l'écran, associés au courant de la vidéo-danse – ou ciné-danse – du XXème siècle, constituent le corpus de réflexion de cette étude : *A study in choreography for camera* (1945) de Maya Deren en collaboration avec Talley Beatty, et *Locale* (1979) de Merce Cunningham en collaboration avec Charles Atlas. Ces œuvres chorécinématographiques, construites dans un rapport dialectique avec le medium cinématographique, se nourrissent de nouvelles méthodes de composition et nous révèlent différentes approches de la danse à l'écran, qui nous conduisent à interroger et à appréhender l'espace écran comme un espace chorégraphique. Ainsi, ces deux œuvres dévoilent le potentiel de mouvements de la caméra, qui ont été chorégraphiés aussi précisément que ceux des danseurs.

Notre réflexion s'attachera tout d'abord à analyser ces œuvres en partant d'un point de vue esthétique tout en prenant en compte la question : quel geste construit quel corps ?[7] Selon Laurence Louppe, cette question doit ouvrir tout questionnement en danse. Dans cette étude sur la création hybride de résonance sensible entre danse et cinéma, la question peut aussi se poser ainsi : quel geste cinématographique construit quel corps en danse ?

Ces hybridations faites de frottements, métissages et juxtapositions entre l'art chorégraphique et le cinéma, ouvrent aussi des questions d'ordre perceptif, technique, stylistique, esthétique et historique : Comment la danse est-elle perçue par l'intermédiaire de l'écran ? Quelle force kinesthésique peut naître de l'hybridation du cinéma et de la danse ?

L'espace dans le film *A Study in Choreography for Camera*, ou un pas de deux entre Maya Deren et Talley Beatty

Ce film d'avant-garde, réalisé à New York en 1945, à une époque où la danse moderne américaine était en pleine croissance, a tenté de redéfinir les possibilités créatives dans la transposition de la danse au cinéma, avec ses 2 minutes et 30 secondes de silence en noir et blanc. En outre, la danse partage avec la caméra une responsabilité collaborative dans les mouvements eux-mêmes : le mouvement du danseur crée une géographie en résonance avec la caméra, qui s'installe dans le lieu où il danse et qui ne peut exister que dans l'espace filmique. Ce film précurseur de Maya Deren étudie les possibilités offertes par le cinéma. Il présente ici une double chorégraphie : si le danseur danse face à la caméra, la caméra danse également et fait aussi danser l'espace. Ce sont les dimensions du temps, de l'espace et du mouvement qui permettent cet échange dynamique entre les deux formes d'art.

Pour analyser l'espace dans ce film, nous pouvons le diviser en 4 parties correspondant à quatre types de lieux différents que nous nommerons : la forêt d'initiation, l'appartement des intérieurs, l'espace musée et le retour à la nature.

Le film commence par un long panoramique circulaire au ralenti de la droite vers la gauche, qui ne s'interrompt pas ; la caméra découvre quatre fois sous différents angles le danseur Talley Beatty, qui danse lentement en spirale au milieu des arbres d'une forêt. Les jeux de contrastes, à la fois au niveau des formes de troncs, de lumières, de textures, accentués par le mouvement panoramique de la caméra, en résonance avec les geste de Talley Beatty, et disposés à tous les plans spatiaux (du premier plan à l'arrière-plan, en passant par une infinité de plans intermédiaires), contribuent à faire ressentir au spectateur la tridimensionnalité de ce lieu -

bien qu'il soit transposé à la bidimensionnalité d'un écran. C'est ensuite à travers le développé de la jambe de Talley Beatty que s'opère le changement de scène, via un raccord de mouvement précis avec le plan de la scène précédente. Le pied en pointe entre délicatement dans le champ depuis le coté situé en haut à gauche de l'écran, descend lentement, les doigts de pieds se relâchent et touchent doucement le plancher en bois de l'appartement de Maya Deren.

Dans le film *A study in choreography for Camera*, la fragmentation des scènes et les frontières spatiales et temporelles se fondent à travers les dynamiques dansées de Talley Beatty, qui relie ces quatre lieux simultanément avec la caméra en mouvement, les objets et l'architecture. L'espace dans ce film prend la forme d'une scène multidimensionnelle, reconstruite par les techniques cinématographiques.

Ce film montre ainsi concrètement une des possibilités uniques de la danse à l'écran. Il combine le corps réel de l'interprète et l'écran, l'actuel et le virtuel, l'intérieur et l'extérieur, voulant ouvrir le plus de dimensions possibles et faire sortir le danseur de la scène classique à l'italienne. C'est ainsi que Deren définit un « filmdanse » : « Une danse tellement découpée et liée à la caméra quelle ne peut être présentée nulle part que dans ce film particulier ».[8]

Maya Deren a aussi donné le titre « pas de deux » à son film. Lors d'une chorégraphie de « pas de deux », les mouvements des danseurs sont parfois synchronisés, parfois décalés, mais se répondent toujours à travers des jeux de répétitions ; on trouve également une alternance des rôles des danseurs, qui sont parfois objets ou parfois sujets, selon qu'ils soient actifs ou passifs ; enfin, de cette collaboration et de cet accompagnement entre les deux partenaires, peuvent naître certains mouvements que ne pourrait effectuer un danseur seul. Dans le film de Maya Deren, on peut trouver exactement les mêmes éléments ou notions du « pas de deux », mais cette fois ci entre le danseur et la caméra. Avec la démarche artistique de Deren et Beatty, nous trouvons une corrélation au travers de trois axes : l'alternance des rôles, le jeu de synchronisation de réponse et de répétition, et la caméra comme partenaire.

La caméra comme partenaire

La caméra comme partenaire permet d'accompagner le danseur et d'effectuer certains mouvements qui lui sont propres. Maya Deren a dit de son film que la caméra agit « comme un partenaire (le) ferait avec une ballerine... rendant possibles des progressions et mouvements... qui sont impossibles pour un corps qui danse tout seul ».[9] Par exemple, lors du « grand jeté » final, le cadrage et le découpage choisis par Maya Deren permettent littéralement de porter le danseur dans l'espace comme le ferait un partenaire. Ce saut casse la notion de gravité terrestre. La caméra détaille par son cadrage le déplacement d'un point à l'autre du grand jeté du danseur, à travers des plans des différentes parties du corps de Beatty. Deren reconstitue la trajectoire courbe d'un « grand jeté » imaginaire. Cette trajectoire courbe se retrouve également dans l'écran lui-même : le corps de Beatty passe d'abord par une diagonale bas-haut, se stabilise au milieu de l'écran, avant de redescendre par la diagonale inverse haut-bas.

D'autre part, le choix du découpage : prolonger de manière artificielle l'élan du saut en utilisant les élans de plusieurs autres sauts, crée un effet de suspension et de prolongation du « grand jeté », et contribue à provoquer cet effet de « porté ». L'accompagnement de la caméra dans le film se produit aussi à travers un jeu de plans intercalés : large, rapproché, large, rapproché, large... jusqu'à l'atterrissage de Talley Beatty sur la colline où il est perçu de dos - on devine au travers de sa posture qu'il regarde le paysage dans un état contemplatif.

L'espace dans le film *Locale* ou Le cadre dansant vertigineux

C'est avec *Locale* que Merce Cunningham et Charles Atlas inventent, explorent, découvrent et développent une autre approche chorégraphique et cinématographique dans la création de la danse à l'écran. Ils trouvent ainsi une autre façon de créer et de filmer la danse en suivant le mouvement des danseurs au travers de trois types de dispositifs : « un steadicam, une Dolly Movieola à quatre roues motrices et une Dolly Telemac sur un bras à hauteur modulable ».[10] Ainsi, Cunningham interroge la spatialité[11] en danse en explorant la différence entre l'espace du théâtre et l'espace de l'écran ou du cadre. Les relations « danse-cinéma » et « danse-vidéo » dans le travail chorégraphique de Cunningham révèlent une réflexion avant-gardiste sur l'invention des modes de composition entre le temps et l'espace. Dans le film de 30 minutes *Locale*, conçu par Merce Cunningham et Charles Atlas avec la musique *Interspersion* de Takehisa Kosugi, créé en 1979 dans le studio Cunningham à Westbeth, New York, la scène en tant que telle disparaît grâce au mouvement du caméraman. Les points de vue de l'œil de la caméra décentralisent et démocratisent l'espace scénique et rendent visibles plusieurs dimensions de l'espace par le mouvement de la caméra et des quatorze interprètes de la MCDC.

Dans *Locale*, « l'espace bouge, tourne, comme un corps. L'espace avant devient l'espace vertigineux du mouvant, dont les axes et les plans varient avec le trajet »,[12] souligne Laurence Louppe. Ce double mouvement fait entrer les spectateurs dans un jeu visuel et sensoriel fait de vibrations, dans un vertige où ils perdent leurs repères habituels dans l'espace. Merce Cunningham et Charles Atlas veulent que la caméra « se déplace le long de, autour et parmi les danseurs, à des vitesses différentes, et ses mouvements doivent être chorégraphiés aussi précisément que ceux des danseurs ».[13] Le caméraman désigne dans l'écran une « image-mouvement » entraînant une kinesthésie visuelle qui résonne dans le corps de chaque spectateur, en juxtaposant le mouvement de la machine et des hommes.

Pour analyser l'effet du vertige produit dans le film *Locale*, nous diviserons le film en quatre parties : dévoilement ou découverte des danseurs, la danse et son double, effet domino des figures, et de l'espace privé à l'espace public ou du studio à la scène (théâtre). Ces quatre parties correspondent à quatre moments dans lesquels nous ressentons les mouvements vertigineux de la caméra en résonance avec les gestes des danseurs. Grâce aux coupures, à des points précis dans la chorégraphie, et grâce au montage, le geste dansé, le temps et l'espace sont étroitement liés.

Par exemple, dans la première scène du film - « le dévoilement ou la découverte des danseurs » - pendant qu'un danseur apparait immobile, un long plan séquence virtuose de 5 minutes au steadicam devient une impulsion extérieure qui juxtapose son rythme en accentuant « l'immobilité » du danseur et sa difficulté à se tenir debout. Les jeux de déséquilibre entre les danseurs et la caméra produisent une illusion d'optique, une sensation vertigineuse qui résulte d'une différence de la perception du mouvement entre la vision et le système vestibulaire.

Ces deux dynamiques s'opposent en générant une distance, tout en tension, par le rapprochement à une vitesse vertigineuse de la caméra dirigée sur le danseur, tout en suivant un mouvement circulaire autour de lui. Dans ce potentiel d'action et d'interaction, la caméra et le danseur réunissent l'espace et le temps à travers une relation élastique qui trouve un point d'union dans le mouvement. Le fait que la caméra entre et sorte de l'espace des danseurs, permet au spectateur-voyageur de percevoir la danse d'une façon plus spacieuse à travers le mouvement circulaire, elliptique et vertigineux du cadre. Ainsi, la caméra d'Atlas dévoile la présence des danseurs éparpillés dans l'espace studio. Tout se déroule comme si les danseurs faisaient partie d'une toile d'araignée sur laquelle la caméra se déplace en suivant les fils, les patrons spatiaux ou les trajectoires, pour les retrouver, jouant ainsi avec la profondeur du champ.

De l'espace privé à l'espace public, ou du studio à la scène (théâtre)

La transition entre l'espace intime du studio et l'espace publique-scène se fait à partir des déplacements du dernier groupe de danseurs par une coupe discrète que l'on peut qualifier de « faux raccord » : le geste des danseurs semble se continuer de manière fluide avec une unité de vitesse de rythmes, mais cependant dans un espace différent. Ce passage est un portrait dansé, ou chaque danseur entre et sort du cadre, une danse à l'écran dynamique qui nous permet de contempler l'interprétation de chaque danseur au sein de plusieurs perspectives dans l'espace. Pliés, flexion du torse, ports de bras, ronds de jambes, bonds dans les airs, courbes, twist, ou twist et courbe, pirouettes, mouvements, gestes, lignes qui se complètent, s'éloignent et s'approchent. Un tableau mobile des lignes, des figures et des fonds dans lesquels ressortent successivement de nouvelles figures dansantes en harmonie dans l'espace.

Conclusion

Trente-quatre ans séparent ces deux œuvres chorécinématographiques. Ces deux pièces sont évidemment différentes dans l'approche technique des corps, dans le thème, dans l'inspiration, dans le traitement spatial, dans l'utilisation de la caméra, dans le traitement musical et sonore ainsi que dans le rythme et le montage. Cependant, nous avons pu constater des similarités dans leur processus de création. En effet, la composition chorégraphique décrivant le mouvement des danseurs et celui de la caméra ainsi que la reconstruction et l'émergence d'un corps dansant se font échos dans chacune de ces œuvres.

Dans *Locale* comme dans *A study in choreography for camera*, la caméra devient danseur et le montage ainsi que les prises de vue font partie de l'espace créé par l'écran. Ces deux films sont deux exemples qui ont ouvert de nouvelles voies de réflexion et de création de danses à l'écran caractérisées par une réception kinesthésique du geste dansé. Ainsi, ces créations importantes dans l'histoire de la danse et du genre de la vidéo-danse ont abordé et apporté une autre manière d'envisager la frontalité dans l'espace théâtral, élargissant ainsi les possibles relations entre l'œuvre, les danseurs et le public. Ces innovations seront menées encore plus loin au travers de l'intégration de l'outil cinématographique afin d'enrichir le discours chorégraphique sur l'espace écran.

Revisiter ces deux créations historiques de la danse à l'écran, voire de l'histoire de la danse tout court, nous permet d'avoir d'autres lectures sur l'élaboration d'un discours chorécinématographique, d'imaginer de nouveaux dispositifs créatifs pour réinventer la création actuelle de ce genre. Autrement dit, « citer une danse est remettre l'œuvre en mouvement et la convoquer » dans un dialogue artistique actuel. Cette réflexion proposée par Isabelle Launay dans son séminaire « Poétiques de la citation en Danse »,[14] nous amène à penser que la charge créative, poétique marquant ces œuvres du passé, nous permet de comprendre le mécanisme de leur création pour actualiser la « recorporalisation » du geste dansant à l'écran, en résonance avec les deux disciplines artistiques utilisées.

Dans ce sens-là, nous pouvons dire que *Locale* et *A study in choreography for camera* sont des créations hybrides où la danse et le cinéma se nourrissent l'un de l'autre. On peut également évoquer cette manière d'utiliser le langage cinématographique, en résonance avec la danse, comme un paysage hybride, virtuel, habité par des corps dansants, d'une manière poétique et rythmique qui nous fait sentir l'espace, le geste, les micromouvements et la dynamique des corporéités.

Ainsi, ces films ont pu ouvrir à la création et à l'expérimentation d'un nouveau genre : la vidéo-danse. Elle constitue aujourd'hui l'un des axes d'expression dans la création artistique, dans la pédagogie, dans la recherche et dans la diffusion de la danse quelle qu'en soit le genre : contemporain, classique, jazz, ou autre. Elle est accessible aussi à un large public grâce à la diffusion des vidéo-danses au travers d'Internet, des programmes télévisés, des festivals de danse, de vidéo-danse et autres manifestations publiques où sont présentés les travaux de réalisateurs internationaux, connus et méconnus.

Notes

[1] Voir l'article de Douglas ROSENBERG, « Video Space : A Site For Choreography », Leonardo journal volume 33, issue 4, (2000) : 1 et aussi sur le site http://www.dvpg.net/ (traduction personnelle).

[2] Voir Michel BERNARD, *Le corps* (Éditions du Seuil, Paris, novembre 1995).

[3] Christine ROQUET, *La scène amoureuse en danse. Codes, modes et normes de l'intercorporéité dans le duo chorégraphique.* Thèse en Esthétique, sciences et technologies des arts, spécialité : Danse, Département Danse, Université Paris 8, sous la direction de M. Philippe Tancelin, codirection Hubert Godard, 2002, p. 5.

[4] Hubert GODARD, « Le geste et sa perception », Michelle Marcelle, Ginot Isabelle (sous la direction de), *La Danse au XXe siècle* (Bordas, Paris, 1997), p.227.

[5] Laurence LOUPPE, *Poétique de la Danse Contemporaine*, (Bruxelles, Contredanse, 1997), p. 186.

[6] LOUPPE, op, cit, p. 22

[7] Voir à ce sujet Laurence LOUPPE, *Poétique de la danse contemporaine.*

[8] « Film in Progress. Thematic Statement », *Film Culture* 39 (Hiver, 1965) : 4.

[9] Maya DEREN, enregistrement dans le documentaire *In the Mirror of Maya Deren* (In the Mirror of Maya Deren, la femme à la caméra), Martina Kudláček, monteur : Henry Hills, réalisateur / producteur : Johannes Rosenberger, Navigator Film, Dschoint Ventschr et TAG/ TRAUM, Zeitgeist Films the spirit of the times, Austrian Film Institute, Vienna Film Fund, Swiss Federal Office of Culture Filmbüro NW, DVD, 1h40, 2001.

[10] David VAUGHAN. *Merce Cunningham. Un demi-siècle de danse* (Plume / Libraire de la danse, Paris, 1997), trad. Denise Luccioni, p.207.

[11] Pour l'étude de ces données, cf. Julie Perrin. *De l'espace corporel à l'espace public*, Thèse en Esthétique, sciences et technologies des arts, spécialité : théâtre et danse, Département Danse, Université Paris 8, sous la direction de Philippe Tancelin, codirection d'Isabelle Ginot, 2005.

[12] LOUPPE, op, cit, p.186.

[13] VAUGHAN, op.cit., p.207

[14] « Poétiques de la citation en danse », Isabelle Launay, Séminaire de Master, deuxième semestre 2012-2013, Département Danse, Université Paris 8, France.

IV:

ARTIST PERSPECTIVES ON PRACTICE AND TEACHING/
TÉMOIGNAGES D'ARTISTES SUR LA CRÉATION ET L'ENSEIGNEMENT

DANCED ABANDON:
ABANDON AND HOLDING IN SCREENDANCE[1]

JUNE ALLEN

This research emerged throughout a six-month investigation period during which I was asked to develop a visual arts project and simultaneously write about the research involved in that work. Here I'll describe the process of the project as an illustration of what I have found the place of *abandon* and *holding* to be in screendance, and in art making in general. Working as a visual artist, in a variety of media, I had been dancing regularly for a few years, without ulterior aim, other than the experience and sensation offered by dance as a somatic practice. One afternoon, without foreplanning, the project began during a picnic, while several friends were dancing. I was more drawn to making images of their movements than to joining in the dance. I was in a relative state of *abandon,* simply following my inspiration of the moment, without a particular objective in view. This first playful exploration led to other sessions, planned sessions, of making images of dance. After working on a few series of dance photos and videos, it became clear that what I was most drawn to in working with in this area was representing moments of *danced abandon.* In this research, I filmed non-professional dancers cultivating a state of abandon in their terpischore and later asked them to speak about their perception of time: How do you experience time?

Abandon and Holding

By *abandon*, I mean the act of abandoning oneself to one's sensations and one's emotions, a piece of music, a situation, instructions, a medium, an event or a ritual. Art philosopher Etienne Souriau defines abandon as 'a manifest absence of effort'.[2] I find that, in fact, there can sometimes be a certain effort involved in the act of *letting go* at the beginning of the process or in the middle in order to return to a state of abandon. One sometimes needs to make an effort to intentionally drop one's thoughts, to renounce a certain level of control or mastery.

Holding is a possible antonym of *abandon*, the approximate opposite of what Souriau describes above. *Holding,* thus defined, would be the 'manifest presence of effort'. In the French dictionary, *Le Petit Robert,* the closest definitions of *holding* to that which I wish to express are 'continually held', 'contained', 'restrained', and 'fixed'.[3] The subject who is *holding* generally does not give him or herself over entirely to body sensations, emotions, music, momentary fleeting inspirations, or to the unexpected. He or she, on the contrary, maintains a vision of a direction desired, a final outcome. Often, the one who is *holding* gives the directions, holds the space or framework and maintains the form or structure of a dance score. The one who is holding doesn't release to experience the pleasures of the moment, even if he or she might want to, but instead aims to maintain a certain level of control or mastery, which is never total, always relative, to self and to the surrounding environment.

Ancestors of *Abandon* and *Holding* in Screendance

I looked at the work of the earliest visual artists I could find who created images of dance consistently throughout their careers. Perhaps one of the best-known western artists having made a career of representing dance is Edgar Degas. According to philosopher Paul Valéry, Degas was quite strict in his own artistic process and would do countless preparatory studies for his finished works. He was rarely satisfied with them and would often take back pieces that he had sold in order to rework them. Most often these works of art were never to be seen again. It would seem that Degas' choice of subject, and both his working and composition style lean in the direction of *holding* to a fair degree. Degas' works, which are rather photographic, indeed often drawn from photos, may be seen as somewhat voyeuristic in composition. Both the viewer and artist seem quite separate from the ballerinas, not one with them. The pictures are also often sharply cropped, where the dancer loses half an arm or leg.

Emil Nolde is another visual artist who dedicated much of his career to creating images of dance and dancers. Although he was born thirty years after the pastel artist, Nolde's career span overlapped that of Degas, but his approach is much more in keeping with the notion of *abandon* as defined above. A German painter, Nolde travelled the world with the aim of capturing ecstatic dances of indigenous peoples, from the Tarantella in Italy to the native dances of Papua New Guinea.[4] In contrast to the voyeuristic position of Degas, Nolde spoke of co-creation and mutual inspiration between himself and many of the dancers with whom he worked.[5] His paintings plunge the viewer into the dance and one can imagine the painter's sensual choreography of working with the canvas and thick warm-toned paint while surrounded by dancers. It seems that Nolde was seeking to transform a feeling of ecstasy into an explosive experience of paint through colour, form, gesture, texture and spontaneous composition.[6]

Between these two painters, who worked at the end of the 19th and the beginning of the 20th centuries, I feel closer to Nolde in my intention to explore states of *abandon* in relation to dance and image. Nolde sought to capture moments of ecstasy just as I did. I noted, however, that ecstasy was not the only type of *abandon* to be explored. There can be other moments of *danced abandon.* They can notably be found in the release that sometimes comes towards the end of a dance, or during the energized build up before the ecstatic state. Like Nolde, I was quite connected to the dancers I worked with, and knew them well. Thus some degree of mutual trust had already been established allowing the dancers not to feel like objects being filmed, but like fellow creators, being honoured by my (and later on, by the viewers') *witnessing.*

The term *witnessing* as used in this article refers to the necessity, evoked by Mary Whitehouse (a student of Martha Graham and Mary Wigman's students) of 'seeing' the mover, the notion that the combination of one person moving/dancing and another person *witnessing* this movement with deep attention, full acceptance, and without judgment, can give rise to a pertinent increased level of awareness for both the mover and witness.[7]

Degas and Nolde both explored dance in visual art practices, without explicitly seeking to intervene and change the dances they were representing, other than the influence of their presence as an image-making witness. If we look to most contemporary artists working consistently with image and dance over the past 60 years, the visual artist often intervenes extensively, becoming a choreographer and/or designer of décor and costumes. Alan Kaprow noted in the 1960s that an artist no longer needed to define him or herself as a painter or poet or dancer, but that he or she could navigate freely among a variety of media.[8] Indeed, many contemporary visual artists working with dance no longer remain in the sole role of image-maker. Likewise, dancers and choreographers have expanded their roles as well, moving into the domain of making objects, installations, and images as part of their choreographic process.

I was, for this project, interested in capturing dance (life) as it existed already in its relatively raw state, intervening as little as possible, but then later allowing myself total freedom in the narrative I would develop from footage of the dance.

Holding: Logistics and Digital Media

Nolde worked in paint. Degas created drawings, pastels, paintings, and sculptures. Both worked with *manual* media, which allowed for a certain mastery and thus, with time, a certain *abandon* in their work processes. It was conceivable to master these manual techniques to a greater degree than it is today relative to *digital* audiovisual techniques, which are constantly changing, month by month, year by year. Valéry recalled, 'a great geometrician told me that one needs two lives: One to learn how to work with the mathematical instrument, and the other to actually use it'.[9] How many lives would we require to learn techniques that are ceaselessly changing and becoming obsolete?

Although I sought to represent moments of *danced abandon*, which I find so captivating, both as a visual artist and as a dancer, I found myself quite far from a position of abandon that Nolde was often able to achieve. When working in screendance, I am often in a state of *holding,* due to the logistics required: the organization of the dance session, timing, coordinating schedules, booking a room, preparing audiovisual material, backup material, support person, a second camera operator, someone to run the music. *Holding.*

Having chosen to work with people I knew well as dancers allowed my subjects to reach a state of abandon fairly quickly. It seemed that they were dancing, not for the camera, but for themselves, influenced by the presence of a witness, but still deeply connected to their own inner processes. I developed a protocol so as to help them reach and maintain this state of abandon within the schedule while keeping a firm eye on timing and process in order to avoid dissipation and loss of precious collective time, space, and energy.

Filmmaker's Abandon

I was principally in a state of *holding* and yet there were certainly passages of *abandon* between times of watching the clock and managing most levels of logistics. For moments, when filming, I was able to ease into a relative state of *abandon* as well. I invited the dancer to improvise totally within a certain framework. It's as if the dancer were leading a tango, and at some point I slipped into sync with him or her, embodying the feminine role in the tango.[10] Filmmaker and anthropologist Jean Rouche spoke in 1960 about this dance of the camera operator during a collaboration with Ella Jaroszewicz, Marcel Marceau's spouse:

> We discovered how this glide-walking required a training, as rigorous as barre work, but much more fun! We had to learn belly breathing, learn to have eyes in the back of our heads to walk backwards, to apprehend the space around us through every muscle in our bodies. We had worked on a dance film, by dancing with the camera![11]

Here were moments of *abandon* while filming. Contemporary screendance artist Katrina McPherson also speaks of a similar experience of the filming process when she notes that some of the filming choices are 'completely visceral'.[12]

After the rather intense process of filming, comes the video editing. A series of choices are to be made. From a few hours of footage, just a few minutes are selected. I generally watch the same tiny portion of a shot ten, twenty, or even fifty times, removing a few instants here, altering the time, framing, colour, and sound in other places, thus developing the narrative. Days spent in front of the computer screen result in a few minutes of film, with the possible encounter of technical glitches and bugs, relative to compatibility, formatting, software and so on. After a week spent in this way, the video maker may have back pain, sore eyes, etc., as philosopher Richard Shusterman explains.[13] So I resign myself to experiencing a certain discomfort or even physical unwellness, in order to create these works of screendance.

I can ask myself why I desire to capture this state of danced abandon to the point that I accept to be relatively immobile and focus on an aesthetic and intellectual subject for days on end to the detriment of my body. Is it for intellectual pleasure, or in the intention to represent a recurring experience? There is, despite my aching shoulders and tired eyes, a visual and aesthetic pleasure in working long hours on these images. Amidst the long, repetitive work of video editing, there are exhilarating moments of choice, of unforeseen connections and possibilities. These too can be delicious moments of *abandon*.

In order for the type of *abandon* to exist that I was seeking to represent and explore, in screendance or artwork in general, there needs to be some degree of *holding*.

Waves

When I conceived of the project I was in a state of *abandon*. I had no objective, no intention. I was in a relaxed situation and felt more drawn to creeping along the grass alongside the insects and worms, shooting, than I did to moving with fellow dancers. I became curious about dance-image exploration. A need for more structure and direction arose. I moved into a state of relative holding, developed a protocol, organized sessions, developed a general vision of the project, and carried out the steps to go further in the process. Then, mid-project, other times of abandon arose. For the screendance filmmaker, times of abandon can occur in the dance between filmmaker and dancer, and again when there are moments of surprise and unexpected invention in video editing. These instants of abandon mid-project give an edge, aliveness, a riskiness to the creative process and to the work itself. Once these mid-work discoveries and encounters are reintegrated, a reorientation or refinement of direction evolves, and again one may be in a state of relative *holding* while bringing the project to completion. When the project is finished, there is again a time of letting go, releasing, and dropping down. The project then proceeds to take on its own life, leaving an open space for other creative projects and ideas to emerge from an apparent nothingness or chaos, the next project being somehow nourished-by past projects. This represents a final state of abandon.

In the video and photo series developed, I sometimes used single images of danced abandon. More often I juxtaposed two images in diptych form: either two examples of abandon or one image of abandon and another of holding, the latter as a way to represent the polarization of these two ideas. Likewise, in several of the videos, I juxtaposed a shot of the performer doing a dance of abandon with a shot of the same dancer being interviewed on his or her experience of time.

John Dewey evokes something of this polarity when he speaks of:

ebb and flow, systole and diastole: ordered change. The latter moves within bounds. To overpass the limits that are set is destruction and death, out of which, however, new rhythms are built up...like the waves of the sea.[14]

My impression is that some aspect of *abandon* is in most, if not all cases, essential for the creative process to be alive and challenging, and that for an artwork or process to be accomplished and recognized by the world at large as art, there also generally needs to be some degree of *holding*. This can occur either simultaneously, as when one person *holds* and another *abandons* him or herself, or in alternation, as when the video maker shifts from a time of *abandon* to a time of *holding* and back again. In relation to Dewey's terms, one could say *holding* represents limit and order and that *abandon* is a moment of death and destruction from which new forms, ideas, and movements emerge.

In screen dance, I suggest that times of *abandon* can often be experienced by the screendance maker: during the instant of conception of the film; for moments, more or less abundant, during the filming process itself; for moments during the editing process, when things suddenly seem to click; and finally again at the end of the creation process, as the creator cycles from the end of one project into the next. Times of holding may take place during the elaboration of the project: when addressing the logistical organization of schedules, space, audio-visual and any other materials required; during times of unexpected technical or logistical dysfunction; at moments during filming[15] when calculating, paying attention to time, sound, space and light; during the editing process; and during the distribution process, whether participating in live or online screenings.

As noted throughout this article, the above are mentioned as *possible* times of *abandon* and *holding* in the screendance process, and are constantly crossing and interrupting one another. They are certainly experienced differently by each image maker, or by the same image maker at different times. It could be interesting for the screendance artist to take note of moments when he or she is experiencing a time of *holding* and when he or she is experiencing a time of *abandon* to explore how these different states work together and ask if there is an interest and the possibility to mix or shake up these times of abandon and holding to see what impact they may have on the experience of screendance making and on the final screendance work produced.

Notes

¹ The ideas presented in this essay are part of what emerged during the development of my Fine Arts Master's thesis, *L'abandon dansé, Exploration du lâcher prise et du maintien* (Université Paris 1 Pantheon-Sorbonne, 2011).

² Author's translation. Etienne Souriau, *Vocabulaire d'Esthétique* (Paris, Presses Universitatires de France,1990), 1.

³ Terms translated by the author. Alain Rey and Josette Rey-Debove, *Le Petit Robert 1, Dictionnaire alphabetique de la Langue Française* (Paris, Dictionnaires Le Robert, 1987), 1132.

⁴ See Angela Lampe, 'Danse Sacré' in *Traces du sacré,* edited by Mark Alizard, exhibition catalogue (Paris, Centre Pompidou, 2008),106.

⁵ Ibid.,196.

⁶ Ibid.

⁷ Paula C. Sager, 'Witness Consciousness in the Development of the Individual' (Master's thesis, Sunbridge College, 2008).

⁸ Stephanie Rosenthal, *Move: Choreographing You, Art and Dance Since the 1960s,* exhibition catalogue (London, Hayward Gallery Publishing), 8.

⁹ Paul Valéry, *Degas, danse, dessin,* (Paris, Gallimard, 1938), 225.

¹⁰ In traditional tango, the male dancer clearly leads and the woman follows, ideally in constant anticipation of the direction her partner wants to guide her.

¹¹ Jean Rouch, *Corps provisoire, Danse, Cinéma, Peinture, Poésie* (Bagnolet, Éditions Armand Colin, 1993), 21-22.

¹² 'MoveStream 04 Part One, Interview with Katrina McPherson', Youtube video, 11:43, posted by Jeanette Ginslov, 8 January 2011, https://www.youtube.com/watch?v=BbOs3zg2WB8

¹³ 'We know already that prolonged computer use engenders many somatic problems: eye strain, back and neck pain, various forms of tendintis'. Richard Shusterman*, Conscience du corps, Pour une soma-esthétique*, trans. N. Vieillescazes (Paris and Tel Aviv, Éditions de l'éclat, 2007), 26.

¹⁴ John Dewey, *Art as Experience* (New York, Berkley Publishing Group, 1934), 15.

¹⁵ In an earlier note (12), I referred to McPherson's visceral filming process, yet in the same video interview, she adds that she is constantly thinking, while filming, about what will be needed later in the studio so as to obtain a variety and good balance of shots.

L'ABANDON DANSÉ :
L'ABANDON ET LE MAINTIEN EN VIDÉO-DANSE[1]

JUNE ALLEN

Cette recherche a émergé au cours d'une période d'étude de six mois durant laquelle on m'a demandé de développer un projet en arts visuels et d'écrire simultanément à propos de la recherche impliquée par ce travail. Je vais décrire ici le processus du projet, afin d'illustrer la place jouée d'après moi par l'abandon et le maintien en vidéo-danse, et dans la création artistique en général. Travaillant en tant qu'artiste visuelle au sein d'une variété de médias, j'avais dansé régulièrement durant quelques années, sans autre but que de faire l'expérience des sensations offertes par la danse en tant que pratique somatique. Un après-midi, sans que cela soit planifié, le projet a commencé au cours d'un pique-nique alors que plusieurs amis dansaient. J'étais davantage attirée par l'idée de mettre en image leurs mouvements que par celle de me joindre à la danse. J'étais dans un état relatif d'abandon, suivant simplement mon inspiration du moment, sans objectif particulier en vue. Cette première exploration ludique mena à d'autres sessions, des sessions planifiées, visant à mettre la danse en images. Après avoir travaillé sur quelques séries de photos de danse et de vidéos, il devint clair que ce qui m'attirait le plus en travaillant dans ce domaine était la représentation de moments d'abandons dansés. Lors de cette recherche, j'ai filmé des danseurs non-professionnels cultivant un état d'abandon dans leur « terpsichore », et leur ai plus tard demandé de parler de leur perception du temps : « Quelle expérience avez-vous du temps ? ».

L'abandon et le maintien

Par « abandon », je veux parler de l'acte de s'abandonner à ses sensations et à ses émotions, à un morceau de musique, à une situation, des instructions, un médium, un événement ou un rituel. Le philosophe de l'art Etienne Souriau définit l'abandon comme étant « une absence manifeste d'effort ».[2] Je considère en fait qu'il peut parfois y avoir un certain effort impliqué dans l'acte du lâcher prise, lors du début du processus, ou au milieu, afin de revenir à un état d'abandon. Il est parfois nécessaire d'effectuer un effort pour intentionnellement abandonner ses pensées, pour renoncer à un certain niveau de contrôle ou de maîtrise.

« Maintenir » est un antonyme possible d'abandon, l'opposé approximatif de ce que Souriau décrit ci-dessus. Maintenir, ainsi défini, serait la présence manifeste d'un effort. Dans « Le Petit Robert », les plus proches définitions de ce que je souhaite exprimer du maintien sont : continuellement tenu, contrôlé, contenu, fixé.[3] Le sujet qui maintient ne s'abandonne généralement pas totalement aux sensations corporelles, aux émotions, à la musique, aux inspirations fugitives et momentanées, ou à l'imprévu. Il maintient au contraire la vision d'une direction désirée, d'un résultat final. Souvent, celui qui maintient donne les directions, tient l'espace ou le cadre, et maintient la forme ou la structure d'une pièce de danse. Celui qui maintient ne se relâche pas afin de faire l'expérience des plaisirs du moment, même s'il le souhaite, mais vise au contraire à maintenir un certain niveau de contrôle ou de maîtrise, qui n'est jamais total, toujours relatif, vis-à-vis de lui-même et de l'environnement proche.

Ancêtres de l'abandon et du maintien en vidéo-danse

Je me suis intéressée au travail des artistes visuels les plus anciens que j'ai pu trouver ayant créé avec constance des images de danse au cours de leur carrière. L'un des artistes occidentaux les mieux connus ayant fait sa carrière autour de la représentation de la danse est peut-être Edgar Degas. Selon le philosophe Paul Valéry, Degas était très strict dans son propre processus artistique et il effectuait d'innombrables études préparatoires pour ses œuvres terminées. Il en était rarement satisfait et reprenait souvent des pièces qu'il avait vendues de façon à les retravailler. Le plus souvent, ces œuvres d'art ne seraient plus jamais vues. Il semblerait que son choix de sujets, son style de travail et de composition tendent en direction du maintien de manière assez nette. Les œuvres de Degas, qui sont plutôt photographiques, souvent d'ailleurs peintes d'après photos, peuvent être vues comme assez voyeuristes en terme de composition. Et le spectateur et l'artiste paraissent fort séparés des ballerines, ils ne font pas un avec elles. Les images sont souvent vivement retaillées, et le danseur perd alors la moitié d'un bras ou d'une jambe.

Emil Nolde est un autre artiste visuel ayant dédié une bonne part de sa carrière à la création d'images de danse et de danseurs. Avec une carrière chevauchant celle de Degas, né 30 ans plus tard que l'artiste du pastel, l'approche de Nolde peut être décrite comme davantage en phase avec la notion d'abandon telle que définie plus haut. Peintre allemand, Nolde a parcouru le monde avec pour but de capturer les danses extatiques des peuples indigènes, depuis la « Tarantella » en Italie jusqu'aux danses de Papouasie-Nouvelle-Guinée.[4] En contraste avec les positions voyeuristes de Degas, Nolde parlait de co-création et d'inspiration mutuelle entre lui-même et les nombreux danseurs avec lesquels il a travaillé.[5] Ses tableaux plongent le spectateur au milieu de la danse et l'on peut imaginer la chorégraphie sensuelle du peintre travaillant avec la toile et l'épaisse, voluptueuse peinture aux tons chauds, entouré de danseurs. Il semble que Nolde s'efforçait de transformer un sentiment d'extase en une expérience explosive de peinture, au travers de la couleur, de la forme, des gestes, de la texture et de la composition spontanée.[6]

Entre ces deux peintres, qui ont travaillé à la fin du XIXème et au début du XXème siècle, je me sens plus proche de Nolde, dans mon intention d'explorer les états d'abandon en relation à la danse et à l'image. Nolde cherchait à capturer des moments d'extase, tout comme moi. J'ai noté, toutefois, que l'extase n'était pas le seul type d'abandon à explorer. Il peut y avoir d'autres moments d'abandon dansé. On peut notamment les trouver dans la relâche qui vient parfois vers la fin d'une danse, ou au cours du crescendo énergique d'avant l'état extatique. Comme Nolde, j'étais très connectée aux danseurs avec lesquels je travaillais et que je connaissais bien. Ainsi, un certain degré de confiance mutuelle avait déjà été établi, permettant aux danseurs de ne pas se sentir comme des objets en train d'être filmés, mais comme des confrères en danse, honorés par mon témoignage (et plus tard, par celui des spectateurs).

Le terme « témoigner » employé par cet article se réfère à la nécessité, évoquée par Mary Whitehouse, une élève de Martha Graham et des élèves de Mary Wigman, de « voir » le danseur, la notion que la combinaison d'une personne se déplaçant/dansant et d'une autre personne témoignant de ce mouvement avec une profonde attention, une pleine acceptation et sans jugement, peut faire surgir un niveau pertinent et accru de conscience pour le danseur et le témoin.[7]

Degas et Nolde ont tous deux exploré la danse au sein de pratiques visuelles artistiques, sans explicitement chercher à intervenir et à changer les danses qu'ils représentaient, autrement que par l'influence de leur présence en tant que témoins créateurs d'images. Si l'on s'intéresse à la plupart des artistes contemporains travaillant régulièrement avec l'image et la danse au cours des soixante dernières années, les artistes visuels interviennent souvent de façon significative, en devenant chorégraphes et/ou concepteurs des décors/costumes. Alan Kaprow a noté au cours des années soixante qu'un artiste n'a plus besoin de se définir en tant que peintre ou poète ou danseur, mais qu'il peut naviguer librement au sein d'une variété de médias.[8] En effet, de nombreux artistes visuels contemporains travaillant avec la danse ne se cantonnent plus au seul rôle de créateurs d'images. Pareillement, les danseurs et les chorégraphes ont également étendu leurs rôles et se sont déplacés dans le domaine de la conception d'objets, des installations et des images, qui font désormais partie intégrante de leur processus chorégraphique.

Pour ce projet, j'étais intéressée par l'idée de capturer la danse (la vie) telle qu'elle existait déjà à l'état brut, intervenant aussi peu que possible, mais me permettant plus tard une totale liberté dans la narration que je développerai à partir des images de la danse.

Maintenir : logistique et médias numériques

Nolde travaillait dans le domaine de la peinture. Degas créait des dessins, des pastels, des peintures et des sculptures. Tous deux travaillaient avec des médias manuels, qui permettaient une certaine maîtrise et ainsi, avec le temps, un certain abandon dans leurs processus de création. Il était concevable de maîtriser ces techniques manuelles à un plus haut degré que les techniques numériques des médias audiovisuels d'aujourd'hui, qui changent constamment, mois après mois, année après année. Valéry se souvient : « un grand géomètre m'a dit que l'on avait besoin de deux vies : une pour apprendre à travailler à l'aide des instruments mathématiques, et l'autre pour les employer efficacement ».[9] De combien de vies aurions-nous besoin pour apprendre des techniques qui changent constamment et qui deviennent obsolètes ?

Bien que je cherchais à représenter des moments d'abandon dansé, que je trouve tellement captivants, à la fois comme plasticienne et comme danseuse, je me suis trouvée bien loin d'une position d'abandon que Nolde fut souvent capable d'atteindre. Quand je travaille en vidéo-danse, je suis souvent dans un état de maintien, du fait des questions logistiques requises : l'organisation de la session de danse, le timing, la coordination, les agendas, la réservation d'une salle, la préparation du matériel audiovisuel, le matériel de secours, un deuxième opérateur pour la caméra, quelqu'un pour lancer la musique. Le maintien.

Le fait que j'avais choisi de travailler avec des danseurs qui étaient des gens que je connaissais bien permit à mes sujets d'atteindre assez rapidement un état d'abandon. Il semblait qu'ils ne dansaient pas pour la caméra mais pour eux-mêmes, influencés par la présence d'un témoin, bien que toujours profondément connectés à leurs propres processus internes. J'ai développé un protocole afin de les aider à atteindre et à garder cet état d'abandon dans les limites du temps disponible. Dans le même temps, j'ai gardé un œil sur le timing et le processus, de manière à éviter toute dispersion et perte d'un temps collectif précieux, d'espace et d'énergie.

L'abandon du cinéaste

J'étais principalement dans un état de maintien et pourtant il y avait certainement des passages d'abandon entre les moments où je regardais l'heure et ceux où je gérais la plupart des niveaux de logistique. A certains moments, alors que je filmais, je parvenais également à entrer dans un état relatif d'abandon. J'ai invité le danseur à improviser totalement au sein d'un certain cadre. C'était comme si le danseur menait un tango, et qu'à un point donné je me glissais en synchronisation avec lui, incarnant alors le rôle féminin du duo.[10] Le cinéaste et anthropologue Jean Rouch a parlé dans les années 60 de cette danse de l'opérateur de la caméra, au cours d'une collaboration avec Ella Jaroszewicz, l'épouse de Marcel Marceau :

> Nous avons découvert comment cette marche glissante requérait un entrainement, aussi rigoureux que le travail à la barre, mais bien plus agréable ! Nous avons dû apprendre la respiration par le ventre, apprendre à avoir des yeux derrière nos têtes afin de marcher à reculons, à appréhender l'espace environnant au travers de chaque muscle de nos corps. Nous avions travaillé sur un film de danse, en dansant avec la caméra.[11]

Il s'agissait là de moments d'abandon au cours d'un tournage. Katrina McPherson, une artiste contemporaine en vidéo-danse, parle également d'une expérience similaire du processus de tournage, déclarant que certains des choix de réalisation sont « complétement viscéraux ».[12]

A la suite du processus intensif de tournage, vient le montage vidéo. Il faut effectuer une série de choix. Des quelques heures de tournage, on ne retient qu'une poignée de minutes. Je regarde généralement la même minuscule portion d'un plan dix, vingt, cinquante fois ; je retire quelques instants ici, modifie là le temps, le cadrage, la couleur, le son, etc. −

développant de la sorte le récit. Des journées passés en face de l'écran d'ordinateur produisent quelques minutes de film, avec de possibles problèmes techniques et des « bugs », relevant de la compatibilité, du formatage, du logiciel, etc. Après une semaine passée ainsi, le cinéaste peut avoir des maux de dos, les yeux douloureux, etc., ainsi que l'explique le philosophe Richard Shusterman.[13] Je me résigne ainsi à faire l'expérience d'un certain inconfort ou même d'un malaise physique, de manière à créer ces œuvres de vidéo-danse.

Je peux me demander pourquoi je désire capturer cet état d'abandon dansé au point d'accepter d'être relativement immobile et de me concentrer sur un sujet esthétique et intellectuel durant des jours au détriment de mon corps. Est-ce pour le plaisir intellectuel, ou dans l'intention de représenter une expérience récurrente ? Il y a, malgré mes épaules douloureuses et mes yeux fatigués, un plaisir visuel et esthétique au fait de travailler durant de longues heures sur ces images. Au milieu du travail de montage vidéo, répétitif et long, il y a des moments excitants de choix, de connections imprévues et de possibilités. Ceux-ci également peuvent constituer de délicieux moments d'abandon.

De manière à faire en sorte que le type d'abandon que je cherchais à représenter et à explorer existe, en vidéo-danse ou en art en général, il est nécessaire qu'il y ait un certain degré de maintien.

Vagues

Lorsque j'ai conçu le projet, j'étais dans un état d'abandon. Je n'avais pas d'objectif, ni d'intention. J'étais dans une situation relaxée et j'étais davantage attirée par l'idée de filmer, en rampant sur l'herbe aux côtés des insectes et des vers, que je ne désirais me déplacer avec des confrères danseurs. Je suis devenue curieuse de l'exploration de la danse et de l'image. Un besoin pour davantage de structure et de contrôle s'est fait jour. Je suis entrée dans un état relatif de maintien, ai développé un protocole, organisé des sessions, développé une vision générale du projet, et j'ai mené à bien les étapes pour aller plus loin dans le processus. Puis, au cours du projet, d'autres moments d'abandon ont surgi. Pour le cinéaste en vidéo-danse, les moments d'abandon peuvent survenir dans la danse entre le réalisateur et le danseur, et de nouveau quand il y a des moments de surprise et d'invention inattendue lors du montage vidéo. Ces instants d'abandon au cours du projet donnent un plus, une vitalité, une prise de risque au processus créatif et aux oeuvres elles-mêmes. Une fois que ces découvertes et rencontres en cours de travail ont été réintégrées, une réorientation ou un affinage de la direction évolue, et une fois encore on peut se trouver dans un état relatif de maintien au moment de mener le projet à son terme. Une fois le projet achevé, on fait encore l'expérience d'un moment de lâcher prise, de laisser-aller, de délaissement. Le projet continue alors de prendre sa propre vie, laissant un espace ouvert pour que d'autres projets créatifs et idées puissent émerger du vide et du chaos apparents, le projet suivant étant d'une certaine manière nourri par les projets passés. Ceci représente un état final d'abandon.

Dans la vidéo et les séries de photos développées, j'ai parfois utilisé des images seules d'abandon dansé, mais j'ai le plus souvent juxtaposé deux images sous la forme de diptyques − deux sortes d'abandon, ou une image d'abandon et une autre de maintien − comme moyen de représenter la polarisation de l'abandon et du maintien. Dans plusieurs vidéos, j'ai juxtaposé une image de l'interprète en train d'effectuer une danse d'abandon avec une image du même danseur lors d'un entretien à propos de son expérience du temps.

John Dewey évoque quelque chose de cette polarité quand il parle de :

flux et reflux, systole et diastole, changement ordonné. Le dernier se déplace à l'intérieur de limites. Dépasser les limites qui sont fixées produit destruction et mort, hors desquels, cependant, de nouveaux rythmes se développent (…) comme les vagues de la mer...[14]

J'ai l'impression qu'une certaine forme d'abandon est essentielle dans la plupart des cas, sinon dans tous, afin que le processus créatif soit vivant et digne d'intérêt, et qu'il est nécessaire, pour qu'une œuvre d'art ou un processus soit accompli et envisagé par le monde en tant qu'œuvre d'art, qu'il y ait une certaine forme de maintien, soit simultanée, comme lorsqu'une personne maintient et qu'une autre s'abandonne, ou en alternance, comme lorsque le cinéaste change d'un moment d'abandon à un moment de maintien et puis revient. En relation aux termes de Dewey, on pourrait dire que le maintien correspond aux limites et aux ordres et que l'abandon correspond à un moment de mort et de destruction à partir desquels émergent de nouvelles formes, idées, et mouvements.

En vidéo-danse, je suggère que le cinéaste peut souvent faire l'expérience de moments d'abandon durant l'instant de la conception du film ; par moments, plus ou moins abondants, durant le tournage lui-même ; par moments durant le processus de montage, lorsque les choses paraissent soudainement fonctionner ; et finalement à nouveau à la fin du processus de création, quand le créateur transite d'un projet au suivant. Les moments de maintien peuvent se dérouler durant l'élaboration du projet, lors de l'organisation logistique du temps, de l'espace, des plannings des humains, de l'audiovisuel et des autres matériaux requis ; durant les moments de dysfonctionnements techniques ou logistiques ; aux moments au cours du tournage[15] où l'on réfléchit, calcule, fait attention au temps, au son, à l'espace, à la lumière ; durant le processus de montage et durant le processus de diffusion, que l'on fasse des projections en direct ou en ligne.

Ces possibles moments d'abandon et de maintien croisent et interrompent constamment le processus de la vidéo-danse. Différents créateurs en font des expériences diverses, et un même créateur en fera une expérience variée en fonction des moments. Il pourrait être intéressant pour les réalisateurs de vidéo-danses de prendre note de ces instants relatifs au maintien ou à l'abandon, et de la façon dont ces divers états travaillent de concert. Ils pourraient alors se demander s'ils souhaitent − et s'ils peuvent − mélanger ou bousculer ces moments, afin de voir quel impact ils peuvent avoir sur la pratique de la réalisation de vidéo-danses, ainsi que sur le produit final de leur travail.

Notes

[1] Les idées présentées dans cet article constituent une partie de ce qui a émergé au cours du développement de la thèse de mon Masters en Beaux-Arts, *L'abandon dansé, Exploration du lâcher prise et du maintien* (Université Paris 1 Pantheon-Sorbonne, 2011).
[2] Traduction de l'auteur. Etienne SOURIAU, *Vocabulaire d'Esthétique* (Paris, Presses Universitatires de France, 1990), p.1.
[3] Termes traduits par l'auteur. Alain REY et Josette REY-DEBOVE, *Le Petit Robert 1, Dictionnaire alphabétique de la Langue Française* (Paris, Dictionnaires Le Robert, 1987), p.1132.
[4] Voir Angela LAMPE, « Danse Sacrée », *Traces du sacré,* sous la direction de Mark ALIZARD, catalogue d'exposition (Paris, Centre Pompidou, 2008), p.106.
[5] Ibid., p.196.
[6] Ibid.
[7] Paula C. SAGER, « Witness Consciousness in the Development of the Individual » (thèse de Master, Sunbridge College, 2008).
[8] Stephanie ROSENTHAL, *Move: Choreographing You, Art and Dance Since the 1960s*, exhibition catalogue (London, Hayward Gallery Publishing), p.8.
[9] Paul VALERY, *Degas, danse, dessin,* (Paris, Gallimard, 1938), p.225.

[10] Dans le tango traditionnel, le danseur masculin mène clairement la danse et la femme le suit – dans l'idéal, en anticipant constamment la direction dans laquelle son partenaire souhaite la guider.

[11] Jean ROUCH, *Corps provisoire, Danse, Cinéma, Peinture, Poésie* (Bagnolet, Éditions Armand Colin, 1993), p.21-22.

[12] « MoveStream 04 Part One, Interview with Katrina McPherson », Youtube video, 11:43, posté par Jeanette GINSLOV, 8 janvier 2011, https://www.youtube.com/watch?v=BbOs3zg2WB8

[13] « Nous savons déjà que l'usage prolongé de l'ordinateur engendre de nombreux problèmes somatiques: vue fatiguée, douleurs dorsales et au niveau du cou, diverses formes de tendinite ». Richard SHUSTERMAN, *Conscience du corps, Pour une soma-esthétique*, trad. N. Vieillescazes (Paris et Tel Aviv, Éditions de l'éclat, 2007), p.26.

[14] John DEWEY, *Art as Experience* (New York, Berkley Publishing Group, 1934), p.15.

[15] Dans une note précédente (12), j'ai mentionné le processus viscéral de tournage de MCPHERSON. Pourtant, dans le même entretien vidéo, elle ajoute qu'elle réfléchit constamment, alors qu'elle filme, à ce qui sera nécessaire plus tard dans le studio afin d'obtenir une variété et un bon équilibre des plans.

MINIMALISM AND VIDEO DANCE

MARIANN GAÁL

Minimalism

Art historians identify Minimalism as a movement in various forms of art and design in which the work sets out 'to expose the essence or identity of a subject through eliminating all non-essential forms, features, or concepts. Minimalism is any design or style in which the simplest and fewest elements are used to create a maximum effect.'[1] These ideas are closely linked to Zen philosophy's concepts of simplicity used in Japanese design that transmit ideas about freedom and the essence of living.[2] In such cases, simplicity is not only an aesthetic value, but holds a moral sense that explores the nature of truth and reveals the inner qualities of materials and objects to arrive at their essence. This can also be applied to minimalist dance performance and screendance.

Minimalist screendance employs simple and clear methods to communicate. Its tools can be applied to the filmmaking process itself or may represent the choreographic approach to the dance featured on-screen. It is also possible for the director of a minimalist work of screendance to combine all elements of the media used in a pure and simplified way. However, one should note that using minimalist music in a work of screendance does not necessarily result in a minimalist dance film.

During the mid 20th century at the Hungarian Balázs Béla Stúdió, filmmakers such as István Gaál and Miklós Erdélyi focused on examining minimalist structures and contemplative simplicity. One such example includes Gaál's *Pályamunkások* (*Platelayers*), a four-minute film made in 1957. At the time of its release, the film was not considered a work of screendance, but it possesses all the criteria of a minimalist dance film. *Pályamunkások* deals with rhythm, composition, repetition, and uses pure and simplified movements while depicting a group of platelayers who are packing stone underneath a railroad with pickaxes. The workers' swinging motions are coordinated and create a repetitive rhythmic sequence of ringing sounds as stone and metal interact. These actions are performed with an unhurried concentration. While the director uses many cuts to underline the film's visual setting, the overall ambiance remains clean and minimal throughout to create what László Beke calls, a 'hymn of work'.[3] Although the film dates back half a century, it retains a timeless quality and remains fresh in its simple yet powerful approach to movement and filmmaking.

Repetition

Although repetition is a driving force in daily life (the shift from day to night, seasons, daily routines or traditions, and small movements such as chewing food, brushing teeth, etc.), it is often a challenging motif for the viewer, particularly over a long duration. On the surface, one might say that repetition can appear de-humanized, yet it serves various roles of importance in art making. One only needs to imagine the refrain of a poem or a folk song to appreciate the feelings that repetition can evoke. It can provide a calming effect as well as a familiarity after repeated use. Through repetition, one also gets closer to the work's meaning, similar to the practice of mantras that are said to reveal their nature only after being repeated thousands of times.

Dance and camera choreography use repetition in diverse ways. In some cases, it may be that only one movement briefly recurs within the larger scope of the choreography, while other phrases may be entirely constructed through repetition. Repetition is a strategy that choreographers or filmmakers can engage to create a strong accent in order to highlight a particular aspect of the work. It can be used for impact to deepen the relationship to the subject or movement on screen. For example, Régis Obadia and Joëlle Bouvier's *La Noce* (1991) is a strong example of this technique. Repetition is employed during one section of the film's on-screen choreography to great effect by the dancers: viewers see brides falling onto a long table from the same camera angle repeatedly. The tempo of falling, the number of dancers, and the distance from the camera create variations on a theme in a simple and exemplary approach to addressing notions of time, space and bodies.

Another type of repetition can be observed in Stefan Schneider's 1992 dance film *Effort Public* during which the director uses accented movement as an editing method, as well as a choreographic tool. In this case, the repetition of movement does not originate with the dancers, but through collaboration with the filmic medium. Schneider utilizes one action shot of a group of men who arrive and sit at a long table and cuts it into various clips in a way that allows the director to replay them at will while maintaining a chronological movement phrase. While using repetition does not necessarily result in a minimalist work of art, it is an important tool engaged by minimalist artists in a variety of media alongside the strategies discussed below.

Generating Movement

Minimalist artists often think in phrases, but how do they approach finding movements that are suitable for phrases in dance and camera choreography? Yvonne Rainer's 1968 article entitled, 'A Quasi Survey of Some "Minimalist" Tendencies in the Quantitatively Minimal Dance Activity Midst the Plethora, or An Analysis of Trio A' states, among other thoughts, that dance is 'hard to see'.[4] What she offers as a solution to this problem, beyond repetition, is simplifying movement in order to understand its nature in a deeper way. This is largely how Anne Theresa De Keersmaeker approached movement in her early work. Through the use of sound's structural principles, her minimal choreographic phrasing style—which is featured in numerous works of screendance—refers to a musical order, as seen in films such as *Fase, Four Movements to the Music of Steve Reich* (directed by Thierry de Mey, 2002). In the *Clapping Music* section of the film, for example, the changes in camera position are synchronized with the musical bars and shifts. Additionally, during a violin phrase, the simple floor patterns shown in the film draw out the music by functioning in tandem with it. In my own video dance, *Barbakán* made with Dániel Reich in 2008, the dancers played out a rhythm composition written by Samu Gryllus using their bodies. They only moved as long and as much as the tone allowed them to move.

Phrasing

Generating minimalist movements using phrasing as a tool does not require dramatic climaxes or an established linear structure (such as a beginning and end). This equal distribution of energy also holds true for any of the movements being performed in a minimalist dance. Rainer described this in her writing when she noted that the typical western distribution of energy is maximal output at the beginning, followed by arrested energy in the middle, which then becomes the focal point as a suspended moment, and finally concludes with the recovery of energy.[5]

Among other structural liberties, this compositional method provides enormous freedom to the artist (either composer, choreographer, or filmmaker) concerning the length of the piece. By broadening the traditional concept of film/video, one can play with time freely in the context of minimalism. When executing minimalist dance filmmaking and choreography, one divides energy equally without transitional accents, meaning that the transition between movement phrases are not evident; there are no high points within the phrase or the duration of the dance. The work is executed with 'an unhurried control'.[6] Minimalist screendance changes the traditional cultural dynamic of movement structures in image and dance practices alike.

The Dancer

In minimalist dance, the action is more important then the dancer her/himself. The 'doer' is neutral, or one can almost say, that s/he is unimportant as an individual. In minimalist dance, the structure can lead to a cathartic experience. The minimalist film or choreographic structure offers a clarity that can transcend personal attributes, while providing the performer with an opportunity to play freely within the openness that such a structure provides.

Image

Making minimalist dance for a 2D screen is a challenging process. The sense of time in screen media is different and often more compressed than that of stage time. Minimalist filmmakers are charged with the task of holding the audience's attention and adapting to the medium's specific temporal qualities. As Irish dance artist Mary Nunan states, 'dance film visually unfolds in a different way than theatre pieces'.[7]

Directors of minimalist works of video dance often utilise the close-up shot. In general, close-ups bring viewers to the action, lending it a more human and lively quality. Béla Balázs, the Hungarian film theorist, explains that the close-up shot discovers the 'hidden life of little things'.[8] Anne Teresa De Keersmaeker, Jean-Luc Ducourt, and Walter Verdin's collaborative video, *Monolooge van Fumiyo Ikeda op het einde van Ottone, Ottone*, (1989) provides a good example of an extreme and long close-up in a minimalist style. In this video, we only see the dancer's face (that of De Keersmaeker) from very close, but the action transcends the person and becomes an outstanding example of minimalist style filmmaking. Erin Brannigan notes that in this video, 'the face is no longer simply part of the communication of the dancer's spoken dialogue but becomes an autonomous and fascinating decentralized field of muscular action.'[9] Made without cuts, this collaborative work provides a very clear structure with shifts of music, sound, and image to create a pure and simple approach to dance filmmaking.

While the close-up is one way to approach the creation of minimalist screendance, De Keersmaeker and De Mey have also demonstrated other possibilities, including editing. In *Clapping Music*, the changes of the musical structure are synchronised with changes in the angle of the shot, creating a unified minimal approach. Director Pascal Magnin also relies on editing to underline a minimalist approach to dance filmmaking in projects such as *Reines d'un jour* (1997), but through minimal intervention: '...dance film does not need a lot of cuts'.[10]

Additionally, minimalist dance filmmakers often choose conceptually rich settings for their films. Krisztina de Châtel and Erik van Zuylen's 1996 film *Stalen Neuzen*, features sparse urban and natural landscapes that mirror the minimal qualities of the dance and filmmaking. Of course there are countless possibilities to vary the image and editing of a moving picture, and in making minimalist screendance, all are potentially fruitful. It is the balance of freedom and boundaries that must be found between the movement, music, image, and editing.

Conclusion

Minimalism is strictly structured yet flexible, adaptable to any art form. Creators of minimalist screendance are concerned with simplifying one or more of the following: movement, tools, equipment, editing, and location. Minimalism encourages rich explorations of space, time, and form, providing screendance makers and audiences with the possibility to approach a work through its most essential elements.

Notes

[1] Spyros Thalassinos , 'History of Modern Art : Minimalism', last modified 12 December 2013, http://makeyourideasart.com/art/history-of-modern-art.

[2] Ibid.

[3] László Beke,'Gaál István: Palyamunkasok' *Metropolis*, 3 (2005), 26.

[4] Yvonne Rainer, 'A Quasi Survey of Some Minimalist Tendencies in the Quantitatively "Minimal" Dance Activity Midst the Plethora, or an Analysis of Trio A', in *Dance with Camera*, ed. Jenelle Porter (Philadelphia: Institute of Contemporary Art, University of Pennsylvania, 2009), 128.

[5] Ibid., 125.

[6] Ibid., 127.

[7] 'Dance on Camera at Lincoln Center', The Spirit of Dance, Cape Cod Community Television (South Yarmouth, MA: Community Television, January 31, 1999).

[8] Gertrud Koch, 'Balázs: The Physiognomy of Things', *New German Critique* 40 (Winter, 1987): 167-177.

[9] Brannigan, *Dancefilm*, 42.

[10] 'Dance on Camera at Lincoln Center'.

LE MINIMALISME EN VIDÉO-DANSE

MARIANN GAÁL

Minimalisme

Les historiens de l'art identifient le minimalisme comme un mouvement actif au sein de diverses formes d'art, ainsi que du design, pour lequel « l'œuvre entreprend d'exposer l'essence ou l'identité d'un sujet en éliminant toutes les formes, caractéristiques ou concepts non essentiels. Le minimalisme, c'est toute forme ou style au sein duquel les éléments les plus simples et les moins nombreux sont employés afin de créer un effet maximum ».[1] Ces notions sont intimement liées aux concepts de simplicité de la philosophie Zen, employés dans le design japonais, qui véhiculent des idées au sujet de la liberté et de l'essence de la vie.[2] Dans de tels cas, la simplicité n'est pas seulement une valeur esthétique, mais elle contient un sens moral qui explore la nature de la vérité et révèle les qualités intérieures des matériaux et des objets afin d'atteindre à leur essence. Cela peut aussi être appliqué aux représentations minimalistes de danse et à la vidéo-danse. La vidéo-danse minimaliste emploie des méthodes simples et claires pour communiquer. Ses outils peuvent être appliqués au travers des possibilités du tournage ou peuvent représenter un point de vue chorégraphique. Il est également possible pour le réalisateur d'une œuvre minimaliste de vidéo-danse de combiner l'ensemble des éléments du medium d'une façon pure et simplifiée. Il faut toutefois noter que l'usage d'une musique minimaliste au sein d'une œuvre de vidéo-danse – simplement dans l'intérêt de la bande-son – ne résulte pas forcément en un film de danse minimaliste.

Au cours du XXème siècle, au studio hongrois Balázs Béla Stúdió, des réalisateurs tells qu'István Gaál ou Miklós Erdélyi se sont concentrés sur l'examen des structures minimalistes et de la simplicité contemplative. Avec par exemple, *Pályamunkások*, un film de quatre minutes tourné par Gaál en 1957. *Pályamunkások* traite du rythme, de la composition, de la répétition, et emploie des mouvements purs et simples pour décrire un groupe de poseurs de plaques de chemin de fer en train d'entasser des pierres sous une voie ferrée avec des pioches. Les mouvements animés des travailleurs sont coordonnés et créent une séquence rythmique de sons retentissants quand la pierre et le métal interagissent. Ces actions sont accomplies avec une concentration dénuée de précipitation et les travailleurs apparaissent neutres durant les gros plans du film. Alors que le réalisateur effectue de nombreuses coupes visant à souligner le cadre visuel du film, l'ambiance générale demeure simple et minimale d'un bout à l'autre. Comme l'a dit László Beke, il s'agit d'un « hymne au travail ».[3] Bien que le film ait aujourd'hui un demi-siècle, il conserve une qualité intemporelle et demeure frais dans son approche simple mais puissante.

Répétition

Bien que la répétition joue un rôle moteur dans la vie quotidienne (le passage du jour à la nuit, les saisons, les routines ou les traditions de tous les jours, et de petits mouvements tels que le fait de mâcher sa nourriture, de se brosser les dents, etc.), elle constitue souvent un motif difficile pour les spectateurs, particulièrement sur la longue durée. En apparence, on pourrait dire que la répétition peut sembler déshumanisante, mais elle a pourtant sa propre nature en art. Il suffit d'imaginer le refrain d'un poème ou une chanson populaire pour apprécier les sentiments que la répétition est susceptible d'évoquer. Elle peut produire un effet calmant tout autant qu'une familiarité après usages répétés. Au travers de la répétition, on s'approche du sens de l'œuvre, à la manière de la pratique des mantras qui sont seulement sensés révéler leur nature après avoir été répétés des milliers de fois.

La chorégraphie pour la danse et pour la camera emploie la répétition de diverses manières. Dans certains cas, il se peut qu'un seul mouvement réapparaisse brièvement au sein du contexte plus large de la chorégraphie, tandis que d'autres phrases peuvent être entièrement construites grâce à la répétition. De plus, la répétition peut être employée à certains moments choisis dans la chorégraphie, non répartis sur l'ensemble de la structure compositionnelle, lorsque l'artiste souhaite créer un accent fort visant à souligner un aspect particulier de l'œuvre. La répétition est ainsi employée pour son impact, afin d'approfondir la relation au sujet ou au mouvement. *La Noce* (1991), de Régis Obadia et Joëlle Bouvier, constitue un exemple fort de cette stratégie, la répétition étant employée par les danseurs avec beaucoup d'impact durant une section de la chorégraphie. Les spectateurs voient de manière répétée des mariées tomber sur une longue table, à partir du même angle de caméra. Le tempo de la chute, le nombre de danseurs, et la distance de la camera créent des variations sur un thème à l'aide d'une approche simple et exemplaire qui questionne les notions de temps, d'espace et de corps.

La répétition réifie le mouvement lui-même, et il est donc plus facile de percevoir sa nature profonde. Par exemple, les spectateurs observent un type de répétition dans le film de danse de Stefan Schneider *Effort Public* (1992), au cours duquel le réalisateur emploie des mouvements accentués comme méthode de montage et outil chorégraphique. Dans ce cas, la répétition du mouvement ne trouve pas son origine dans les danseurs, mais dans la collaboration avec le medium filmique. Schneider utilise le plan d'un groupe d'hommes qui arrive et s'assoit à une longue table, et le coupe en une variété de clips, ce qui permet au réalisateur de les rejouer à volonté tout en maintenant une phrase de mouvement chronologique. Il est cependant important de se souvenir que le fait d'employer la répétition dans un film de danse ne produit pas automatiquement une œuvre de vidéo-danse minimaliste.

Générer le mouvement

Les artistes minimalistes pensent souvent en terme de phrases, mais comment approchent-ils la recherche de mouvements appropriés pour ces phrases ? L'article d'Yvonne Rainer de 1968, intitulé « A Quasi Survey of Some 'Minimalist Tendencies' in the Quantitatively Minimal Dance Activity Midst the Plethora, or An Analysis of Trio A » soutient, parmi d'autres réflexions, que la danse est « difficile à voir ».[4] Ce qu'elle offre comme solution à ce problème, au-delà de la répétition, c'est de simplifier le mouvement afin de comprendre sa nature de manière approfondie. C'est largement la façon dont Anne Teresa De Keersmaeker a approché le mouvement dans ses premières œuvres, en employant les principes structurels de la musique dans sa chorégraphie, pendant laquelle tous les autres aspects de la représentation ou de la vidéo-danse se référaient à un ordre musical semblable à celui de films de danse tels que *Fase, Four Movements to the Music of Steve Reich* (réalisé par Thierry de Mey, 2002). Dans la section du film intitulée *Clapping Music*, par exemple, les modifications de position de la camera sont synchronisées avec les barres de mesure et les changements de cap. En outre, au cours d'une phrase jouée au violon, les motifs simples du sol dépeints par le film prolongent la musique en fonctionnant en tandem avec elle. Dans ma propre vidéo-danse *Barbakán*, réalisée avec Dániel Reich en 2008, les danseurs jouent une composition rythmique élaborée par Samu Gryllus, à l'aide de leurs corps. Ils ne se déplacent que tant que la musique le leur permet.

Le phrasé

Générer des mouvements minimalistes en usant du phrasé comme d'un outil ne requiert pas de points culminants dramatiques ou une structure linéaire établie (telle qu'un début et une fin). Cette égale distribution d'énergie vaut aussi pour tous les mouvements réalisés au sein d'une danse minimaliste. Rainer a décrit cela dans ses écrits quand elle a noté que la distribution typique d'énergie en Occident consiste en une puissance de sortie maximale au début, suivie par une énergie arrêtée au milieu qui devient alors le point focal en tant que moment suspendu, et qu'elle se conclue finalement par la récupération de l'énergie.[5] Cette méthode de composition donne également une énorme liberté à l'artiste (qu'il soit compositeur, chorégraphe ou réalisateur) au niveau de la longueur de la pièce. En élargissant le concept traditionnel de représentation scénique ou de film/vidéo, il est possible de jouer librement avec le temps dans le contexte du minimalisme. Quand on exécute une danse minimaliste, on divise l'énergie de manière égale sans accents transitionnels, ce qui signifie que les transitions entre les phrases de mouvement ne sont pas évidentes ; il n'y pas de point culminant au sein de la phrase ou de la durée de la danse. L'oeuvre est exécutée avec un « contrôle sans precipitation ».[6] La danse minimaliste change la dynamique culturelle traditionnelle du mouvement et de la structure, au cinéma de même que sur scène.

Le danseur

En danse minimaliste, l'action est plus importante que le danseur lui-même. L'interprète est neutre, et l'on pourrait presque dire qu'il est sans importance en tant qu'individu. En danse minimaliste, la structure peut mener à une expérience cathartique. Le film ou la structure chorégraphique minimalistes offrent une clarté qui peut transcender les attributs personnels, tout en fournissant à l'interprète une opportunité de jouer librement au sein de l'espace ouvert que fournit une pareille structure.

L'image

Concevoir une danse minimaliste pour un écran en deux dimensions est un défi. La perception du temps avec les medias audiovisuels est différente et souvent davantage compressée que celle du temps scénique. Les cinéastes minimalistes doivent maintenir l'attention des spectateurs et s'adapter aux qualités temporelles spécifiques au medium. Mary Nunan, une danseuse irlandaise, déclare que « le film de danse se développe visuellement d'une façon différente d'une pièce de théâtre ».[7]

Les réalisateurs d'œuvres minimalistes en vidéo-danse emploient souvent l'avantage du gros plan. En général, les gros plan attirent les spectateurs au sein de l'action, lui conférant une qualité plus humaine et plus vivante. Ainsi qu'Erin Brannigan le note dans un chapitre dédié au gros plan dans son livre *Dancefilm: Choreography and the Moving Image*, le gros plan a traditionnellement une forte connexion avec la narration et la construction des personnages des stars.[8]

Monolooge van Fumiyo Ikeda op het einde van Ottone, Ottone (1989), la vidéo collaborative d'Anne Teresa De Keersmaeker, Jean-Luc Ducourt et Walter Verdin, fournit un bon exemple d'un extrême gros plan de style minimaliste. Le théoricien hongrois du cinéma Béla Balázs explique que le gros plan découvre la vie cachée des petites choses.[9] Dans cette vidéo, nous ne voyons que le visage de la danseuse (celui de De Keersmaeker) de très près, mais ce choix transcende la personne et devient un exemple mémorable de cinéma de style minimaliste effectué à l'aide du gros plan. Erin Brannigan note que dans cette vidéo « le visage n'est plus simplement une partie du dialogue de la danseuse mais devient un champ d'action musculaire décentralisé, autonome et fascinant ».[10] Réalisée sans coupures, cette œuvre collaborative fournit une structure très claire, avec des changements musicaux, sonores et visuels, pour créer une approche de la réalisation pure et simple.

Bien que le gros plan soit une façon d'approcher la création de la vidéo-danse minimaliste, De Keersmaeker et le réalisateur Thierry de Mey ont aussi exploré d'autres possibilités, comme le montage - tel que celui de *Clapping Music*, au cours duquel les changements de structure musicale travaillent en tandem avec les modifications de l'angle des plans. L'approche du minimalisme en réalisation de films de danse de Pascal Magnin dans des films tels que *Reines d'un jour* (1997) concerne aussi le montage ; l'opinion de l'artiste est que « les films de danse ne nécessitent pas beaucoup de coupures ».[11] En outre, les réalisateurs de films de danse minimalistes emploient des stratégies telles que le choix de lieux conceptuellement enrichissants pour les films minimalistes, à l'image de ceux trouvés dans le film de Krisztina de Châtel et d'Erik van Zuylen

Stalen Neuzen (1996). Si le chorégraphe ou le réalisateur du film de danse minimaliste tient aux explorations de sites, il a la possibilité de chercher des environnements qui supportent un film minimaliste au sein d'un cadre naturel ou urbain, comme de Châtel et van Zuylen l'ont fait avec les larges paysages vides inclus dans leur film. Il y a bien sûr d'innombrables possibilités de varier l'image et le montage d'un film, et lors de la conception d'une vidéo-danse minimaliste, toutes sont potentiellement fécondes. C'est l'équilibre de liberté et de contraintes qui doit être trouvé entre le mouvement, la musique, l'image et le montage.

Conclusion

Le minimalisme est structuré de façon stricte et pourtant flexible, adaptable à toute forme d'art. Les créateurs de vidéo-danses minimalistes désirent simplifier un ou plusieurs des éléments suivants : le mouvement, les outils, l'équipement, le montage, et le lieu. Le minimalisme encourage de riches explorations de l'espace, du temps et de la forme, fournissant aux créateurs en vidéo-danse et aux spectateurs la possibilité d'approcher une œuvre au travers de ses éléments les plus essentiels.

Notes

[1] Spyros THALASSINOS , « History of Modern Art : Minimalism », dernière modification le 12 décembre 2013, http://makeyourideasart.com/art/history-of-modern-art.
[2] Ibid.
[3] László BEKE, « Gaál István: Palyamunkasok » *Metropolis*, 3 (2005), p.26.
[4] Yvonne RAINER, « A Quasi Survey of Some Minimalist Tendencies in the Quantitatively 'Minimal' Dance Activity Midst the Plethora, or an Analysis of Trio A », *Dance with Camera*, sous la direction de Jenelle PORTER (Philadelphia: Institute of Contemporary Art, University of Pennsylvania, 2009), p.128.
[5] Ibid., p.125.
[6] Ibid., p.127.
[7] « Dance on Camera at Lincoln Center », The Spirit of Dance, Cape Cod Community Television (South Yarmouth, MA: Community Television, January 31, 1999).
[8] Erin BRANNIGAN, Dancefilm: *Choreography and the Moving Image*, (New York: Oxford University Press, 2011), p.39.
[9] Gertrud KOCH, « Balázs: The Physiognomy of Things », *New German Critique* 40 (Winter, 1987), p.167-177.
[10] BRANNIGAN, *Dancefilm*, p.42.
[11] « Dance on Camera at Lincoln Center ».

LEARNING AND TEACHING VIDEODANCE: DEVELOPING A PEDAGOGY

GABRIELA TROPIA

The pedagogical theories that have informed this paper are premised on the idea that placing the student at the centre of learning is the most effective and democratic way forward in education. More than a pedagogical principle, these notions have an epistemological result: what is important is not what teachers know, but how they attempt to facilitate the students' access to the things they know. The paper will discuss issues related to the learning and teaching of Videodance, particularly the intended learning outcomes and the relationship between context, criticism, and practice in the classroom. Furthermore, it will address some of the important pedagogical theories currently in use and argue in favour of Critical Pedagogy's progressive approach.

The framework for this discussion is the learning and teaching of Videodance modules for undergraduate and postgraduate Contemporary Dance students in higher education in the United Kingdom. This context is significant, as teaching the same module for Media or Art students would likely require a new set of strategies. Similarly, there would be other issues at play when considering institutions in other countries or students in informal education settings, for example.

During my years of experience leading Videodance courses for Dance students, I have experimented with different models of teaching, as well as with selecting curriculum content. I have condensed the most desirable learning outcomes into two. The first is perhaps more skill based: working with the camera and the editing software; this involves students obtaining an entire new set of skills and information about how the video equipment modifies, shapes, and frames the images they would like to create. The second outcome is more challenging to teach and certainly more difficult to assess: a change of model in which the students draw on their dance backgrounds and experiences in the studio and on stage, and begin to envision choreography for the rectangular frame of the screen.

In the same way that Screendance scholarship is situated at the intersection of dance and moving images, Screendance pedagogy also needs to consider both the filmmaking and the dance elements of the field. More importantly, my ultimate goal as a teacher is to stimulate the development of intricate and complex relationships in such a way that there is no separation between dancing and filmmaking. In doing so, I hope the students will experience a shift in paradigm in which they start to imagine dance through the eyes of the camera and the temporal qualities of editing. In this sense, the second learning outcome is built from the first, since becoming familiar with the inner workings and the language of filmmaking is important for the development of this filmic way of thinking about and making dance.

Having a good understanding of the technology involved in creating moving images is not imperative for making interesting dance films. Simon Ellis asserts:

> This is how I'd like to imagine technology working—that it simply dissolves into the background so that aspiring screendance makers can deal with their materials and ideas, and not with technological complexity (which they can approach later in their working lives).[1]

While understanding the technology becomes secondary, dealing with materials remains central to this pedagogical approach. Barbara Bolt makes use of Heidegger's concept of handling to discuss the idea of 'material thinking'. She defends that:

> as a mode of thought, material thinking involves a particular responsiveness to or conjunction with the intelligence of materials and processes in practice. Material thinking is the logic of practice.[2]

It is through handling the material (in our case, moving images) that Dance students will develop a mode of thinking that truly engages with the logic, principles, and structure of Screendance. Composing images for the frame, looking at a moving body through different lenses, cutting shots, and moving the camera, are all ways in which the students begin to engage with the language of the art form.

The relationship between theory and practice is often debated among artists, arts educators, and students: 'There is a widely held assumption in art teaching that theory gets in the way of creativity and spontaneity'.[3] Furthermore, the dichotomy that this distinction generates reverberates in other areas, such as thinking versus making and visual versus intellectual.

Here, I defend that the distinction between practice and theory inhibits more complex debates about the relationship between dance, particularly Screendance, and the context in which it is inserted. By fracturing the making of an art form and the thinking about an art form, educators are isolating these disciplines from a wider debate about its context, value, and aims. I suggest that this ultimately impacts students' (and later professionals') capacity to reflect critically about art, society, and their perspectives as citizens.

The research that informs this paper stems from these ideas; that is, placing contextual discussions at the core of the course and approximating the critical approach to the practice of Videodance. The pedagogical theory that underpins all of those discussions is Critical Pedagogy. In the following, I will analyse the principles and values of this movement, based on the writings of its founder, Paulo Freire, as well as those of contemporary educators, such as Henry Giroux and Peter McLaren.

Nevertheless, perhaps before engaging in a deeper discussion about Critical Pedagogy, it is useful to discuss the pathways one generally follows in order to become a teacher in higher education, as well as the current dominant pedagogical model adopted by institutions of British Higher Education, that is, Constructive Alignment. Traditionally, lecturers going into University employment come from a background in research. A typical path would be: an undergraduate student realises that she has an affinity for a certain discipline, this degree then leads to a Master's research project and later a PhD and Lectureship. This path ensures that University lecturers are specialists in their chosen filed; yet it does not ensure they are good at teaching.

In Dance vocational courses, that is, programmes not founded within large universities, but in conservatory schools (such as London Contemporary Dance School, Trinity Laban, and Northern School of Contemporary Dance, to name a few examples in the United Kingdom), the academic background of the teaching staff may not be as strong. At these institutions, members of the teaching staff often come from successful careers as arts practitioners, not as academics.

However, in both cases, lecturers will rarely have had an introduction to pedagogical practices and will, therefore, most likely be reproducing methods of learning and teaching inherited from their own studies. It does not follow that their teaching is consequently bad, only that they did not have access to certain resources or opportunities to consider their own teaching in light of the most recent pedagogical theories.

The development of Postgraduate Certificate courses in Learning and Teaching for Higher Education and the wide adoption of Constructive Alignment seem to be attempts by British institutions to address the lack of pedagogical grounding. Developed by educator John Biggs, this model defends that education should be student-centred as opposed to teacher-centred and that learning outcomes, assessment criteria, and learning activities should be aligned: 'learners construct knowledge with their own activities, building on what they already know'.[4] I, however, question the value of a pedagogical practice that does not account for the integral development of the individual as a social and political actor.

Critical Pedagogy, in contrast to the theories mentioned above, is highly influenced by progressive movements, such as anti-capitalism, feminism, anti-patriarchy, anti-imperialism and others.[5] It was founded on the idea that traditional education emphasises a vertical relationship between teachers and students. In other words, traditional education is centred not on facilitating learning, but on delivering content:

> Education thus becomes an act of depositing, in which the students are the depositories and the teacher is the depositor. Instead of communicating, the teacher issues communiqués and makes deposits, which the students patiently receive, memorize, and repeat. This is the 'banking' concept of education, in which the scope of action allowed to the students extends only as far as receiving, filing, and storing the deposits.[6]

This realisation is not unique to Critical Pedagogy. Constructivist educators also defend that the learning and teaching process should happen through engagement and activities, as opposed to a transmission of knowledge:

> The view of university teaching as transmitting information is so widely accepted that teaching and assessment the world over are based on it.

> Teaching rooms and media are specifically designed for one-way delivery.
> A teacher is the knowledgeable expert, the sage on the stage, who
> expounds the information the students are to absorb and to report back
> accurately.[7]

Freire, however, goes further in his analysis of the role of education in
society and concludes that most pedagogical practices are not only
ineffective, they also perpetuate a model of the world that is oppressive,
and ultimately contribute to the maintenance and proliferation of
oppressive practices.

At this point, it is perhaps useful to clarify what critical pedagogues
understand by oppression. In his article 'Politics of Explanation: Ethical
Questions in the Production of Knowledge', Thomas Heaney defines
power with regards to social relations as 'more than mere capacity, which,
when exercised, affects the behaviour of others; it is also a capacity
exercised at the cost of the other's capacity to act'.[8] Moreover, Heaney
identifies three dimensions of power: force, in which the decisions are
marked by open and explicit conflict; mobilisation of bias, in which the
existence of conflict is obscured and decisions appear to be inevitable and
irrevocable; and finally oppression.

The oppressed are not only ignorant of the social conflicts at play, they
internalise, believe and proliferate ideas that are not their own. They often
reconcile their lack of power and assume a fatalist attitude towards what is
believed to be personal inadequacy or failure. In this sense, oppression is
far more sly and dangerous than the other dimensions of power, since it
prevents individuals from articulating their own interests or even
recognising the existence of social conflict:

> Images propagated by mass media and education not only exclude
> understandings and meanings that have a high risk of unmasking conflict
> (as in the second dimension of power), but also include explanations that
> negatively affect self-concepts and expectations regarding 'realistic' modes
> of behaviour.[9]

As one could expect, such fervent ideas have been the object of
criticism by many. Philosopher John Searle, for example, argues that the
hidden and ultimate objective of liberal education is to create political
radicals.[10] According to Searle:

The frustrating feature of the recent debate is that the underlying issues seldom come out into the open. Unless you accept two assumptions, that the Western tradition is oppressive, and that the main purpose of teaching the humanities is political transformation, the explicit arguments given against the canon will seem weak...But it does not follow from the fact that there is a political dimension to the humanities... that the only, or even the principal, criteria for assessing these efforts should be political ones.[11]

This discussion is not a simple one; yet a closer look at Searle's argument reveals his own assumption that education could, and in fact should, be neutral. Paulo Freire warns his readers about the illusion of neutrality by arguing that even a choice of which topics to include or exclude from the curriculum, frequently in the name of maintaining a neutral posture, are representative of the dominant power.

Critical Pedagogy leaves no possibility of a neutral educational process. Education becomes either an instrument to help learners deal critically and creatively with reality in order to transform it through participatory action or an instrument to integrate learners into the present system by means of conformity.[12]

This realisation, that my teaching practice will never be neutral, has led me to revaluate my own Videodance pedagogy, as well as the issues I was inadvertently excluding through curriculum choices.

In addition to the concept of oppression, Critical Pedagogy is based on ideas about dialogue and 'conscientisation'. Opposing a model of 'banking' education, Freire proposes that the learning process should be based on dialogue, posing questions, and debating issues relevant to the student's everyday life.

Freire's legendary approach to education involved utilising the daily vocabulary of the students. By bringing up subjects directly relevant to them, he also managed to stimulate dialogues of transformation. Describing Freire's approach to adult literacy, Peter McLaren reports:

These words represented the everyday reality of the workers. Each word was associated with issues related to existential questions about life and the social factors that determined the economic conditions of everyday existence. Themes were then generated from these words (i.e., words such as wages or government) that were then codified and decodified by groups of workers and teachers who participated in groups known as 'cultural circles'.[13]

Drawing class themes directly from their everyday lives is Critical Pedagogy's way of avoiding the alienation of students. For Videodance teachers interested in integrating contextual, critical, and practical study, this could be an interesting approach. Some questions one could explore are: What are the most important political values ingrained in the dance profession? What types of assumptions about being a dancer have not been questioned? What are the issues that shape my students' everyday choices? What are the issues that shape their artistic choices? How are their bodies being represented? How are they representing other bodies? Are there hierarchical structures being unquestioned? How do they relate to gender identity in their lives and artworks?

Although the Screendance practices and scholarship are still establishing themselves, there are more than enough dance films to fuel discussions about the ideas above. Films such as *The Cost of Living* by Lloyd Newson, *Tattoo* by Miranda Pennell, *Pas de Deux* by Norman McLaren, *Horizon of Exile* by Isabel Rocamora, are a few examples available to educators interested in facilitating discussions surrounding gender, the representation of the body, social stratification, hierarchy and authority, and cultural differences, among others.

Notes

[1] Simon Ellis, January 13, 2013, 'Thoughts about Teaching Screendance', *Centre for Screendance Blog*. http://screendance.wordpress.com/2013/01/13/thoughts-about-teaching-screendance/
[2] Barbara Bolt, 'The Magic Is in Handling' in *Practice as Research: Approaches to Creative Arts Enquiry*, ed. Estelle Barrett et al. (London: I. B. Tauris, 2010), 30.
[3] Susan McKenna. 'Theory and Practice: Revisiting Critical Pedagogy in Studio Art Education', *Art Journal* 58 (1999): 75.
[4] John Biggs and Catherine Tang, *Teaching for Quality Learning at University* (London: SRHE and Open University Press, 2007), 30.
[5] See Paulo Freire, *Pedagogy of the Oppressed* (New York: Continuum, 2005).
[6] Freire, *Pedagogy of the Oppressed,* 72.
[7] Biggs and Tang, *Teaching for Quality Learning*, 17.
[8] Thomas Heaney, 'Politics of Explanation: Ethical Questions in the Production of Knowledge' in *Freirean Pedagogy, Praxis, and Possibilities*, ed. Stanley F. Steiner at al. (New York and London: Falmer Press, 2010), 104.
[9] Idem., 105.
[10] John Searle, 'The Storm Over the University', *The New York Review of Books*, December 6, 1990, http://www.nybooks.com/articles/archives/1990/dec/06/the-storm-over-the-university/?page=1.
[11] Idem.

[12] Stanley Steiner, et al, introduction to *Freirean Pedagogy, Praxis, and Possibilities* (New York and London: Falmer Press, 2005), x.

[13] Peter McLaren, 'Paulo Freire's Pedagogy of Possibility', in *Freirean Pedagogy, Praxis, and Possibilities*, ed. Stanley F. Steiner at al. (New York and London: Falmer Press, 2010), 3-4.

APPRENDRE ET ENSEIGNER LA VIDÉO-DANSE : DÉVELOPPER UNE PÉDAGOGIE

GABRIELA TROPIA

Les théories pédagogiques à la base de ce texte sont fondées sur l'idée que le fait de placer l'étudiant au centre du processus d'apprentissage constitue la façon la plus efficace et la plus démocratique pour faire avancer le domaine de l'éducation. Davantage qu'un principe pédagogique, ces notions ont une conséquence épistémologique : ce qui est important, ce n'est pas ce que les enseignants connaissent, mais la manière dont ils s'efforcent de faciliter l'accès des étudiants aux choses qu'ils connaissent. Ce texte abordera des questions liées à l'apprentissage et à l'enseignement de la vidéo-danse, particulièrement les résultats attendus de l'apprentissage ainsi que la relation entre le contexte, la critique et la pratique dans la salle de classe. Il abordera en outre un certain nombre de théories pédagogiques importantes aujourd'hui en usage et il argumentera en faveur de l'approche progressive de la Pédagogie Critique.

Le cadre pour cette discussion est l'apprentissage et l'enseignement de modules de vidéo-danse pour les étudiants en danse en premier et second cycle de l'enseignement supérieur au Royaume-Uni. Ce cadrage est d'importance dans ce contexte étant donné que le fait d'enseigner le même module pour des étudiants en communication ou en art requerrait une nouvelle batterie de stratégies. De la même façon, d'autres considérations entreraient en jeu si l'on considérait par exemple d'autres pays ou des étudiants au sein d'une éducation informelle.

Au cours de mes années passées à donner des cours de vidéo-danse à des étudiants en danse, j'ai fait l'expérience de divers modèles d'enseignement, et j'ai sélectionné divers contenus de programmes. J'ai condensé les résultats d'apprentissage les plus souhaitables en deux groupes. Le premier est peut-être le plus basé sur les compétences : travailler avec la caméra et le logiciel de montage ; cela inclut la nécessité pour les étudiants d'obtenir un nouveau panel de compétences et d'informations à propos de la façon dont l'équipement vidéo modifie, modèle et cadre les images qu'ils souhaiteraient créer. Le second résultat est plus difficile à enseigner et bien plus ardu à évaluer : un certain changement de modèle, au sein duquel les étudiants s'appuient sur l'intégralité de leur formation en danse, en studio et sur scène, et commencent à concevoir la chorégraphie pour le cadre rectangulaire de l'écran.

De la même façon que l'étude de la vidéo-danse est située à l'intersection de la danse et de l'image en mouvement, la pédagogie de la vidéo-danse nécessite également de considérer tout à la fois la réalisation et les éléments dansants de la discipline. Plus important, mon objectif ultime en tant qu'enseignante est de stimuler le développement de relations complexes, de telle manière qu'il n'y ait pas de séparation entre la danse et la réalisation. Ce faisant, j'espère que les étudiants feront l'expérience d'un changement de paradigme qui les amènera à imaginer la danse au travers des yeux de la caméra et des qualités temporelles du montage. En ce sens, le second résultat d'apprentissage est construit à partir du premier, puisque le fait de devenir familier avec le fonctionnement interne du langage de la réalisation est important pour le développement de cette manière filmique de penser et de faire de la danse.

Avoir une bonne compréhension de la technologie impliquée dans la réalisation d'images en mouvement n'est pas impératif pour créer des films de danse intéressants. Simon Ellis déclare :

> C'est ainsi que j'aimerais imaginer que la technologie fonctionne - qu'elle se dissolve simplement à l'arrière-plan de manière à ce que les réalisateurs en herbe de films de danse puissent s'occuper de leurs équipements de base et de leurs idées, et non pas de la complexité technologique (qu'ils pourront approcher plus tard dans leur vie professionnelle).[1]

Tout en comprenant que la technologie devienne secondaire, s'occuper des équipements demeure central pour cette approche pédagogique. Barbara Bolt emploie le concept de manipulation de Heidegger pour discuter de l'idée de « pensée matérielle ». Elle défend « qu'en tant que mode de pensée, la pensée matérielle implique une responsivité particulière à, ou une conjonction avec, l'intelligence des matériaux et processus au sein de la pratique. La pensée matérielle est la logique de la pratique ».[2] C'est par la manipulation du matériel, la vidéo dans notre cas, que l'étudiant en danse développera un mode de pensée qui engagera le dialogue avec la logique, les principes et la structure de la vidéo-danse.

Composer des images pour le cadre, regarder un corps en mouvement à travers différents objectifs, couper des plans, déplacer la caméra, tels sont divers moyens permettant à l'étudiant de commencer à entrer en relation avec le langage de la forme d'art.

La relation entre la théorie et la pratique est souvent débattue parmi les artistes, les éducateurs artistiques et les étudiants. « Il existe un *a priori* largement diffusé dans l'enseignement de l'art selon lequel la théorie se révèle néfaste à la créativité et à la spontanéité ».[3] En outre, la dichotomie que génère cette distinction se réverbère dans d'autres notions, telles que la pensée contre le faire, le visuel contre l'intellectuel...

Je défends ici que la distinction entre la pratique et la théorie inhibe des débats plus complexes au sujet de la relation entre la danse – particulièrement la vidéo-danse – et le contexte au sein duquel elle est insérée. En séparant la réalisation de la forme artistique de la pensée à son propos, les éducateurs isolent ces disciplines d'un débat plus large au sujet de son contexte, de sa valeur et de ses objectifs. Je suggère que cela affecte *in fine* la capacité des étudiants (et plus tard des professionnels) à réfléchir de manière critique à propos de l'art, de la société et de leurs perspectives en tant que citoyens.

La recherche à la base de ce texte prend sa source dans ces idées ; c'est-à-dire, placer des discussions contextuelles au cœur du cours, et se rapprocher d'une analyse critique dans la pratique de la vidéo-danse. La théorie pédagogique qui étaye toutes ces discussions est la Pédagogie Critique. Dans les pages qui viennent, je vais analyser les principes et les valeurs de ce mouvement, basés sur les écrits de son fondateur Paulo Freire, de même que sur des éducateurs contemporains, tels qu'Henry Giroux et Peter McLaren.

Néanmoins, peut-être qu'avant de s'engager dans une discussion plus approfondie de la Pédagogie Critique, il est utile de discuter des chemins que l'on suit généralement afin de devenir un enseignant au sein de l'enseignement supérieur, de même que du modèle pédagogique contemporain dominant adopté par les institutions de la « British Higher Education » – c'est-à-dire du « Constructive Alignment » (Alignement Constructif).

Traditionnellement, les professeurs employés par l'université viennent de la recherche. Un parcours typique serait : une étudiante en premier cycle se rend compte du fait qu'elle a une affinité pour une certaine discipline, pour laquelle elle est douée ; ce diplôme mène alors à un projet de recherche au sein d'un Master, puis à un Doctorat et à un poste de professeur. Ce parcours veille à ce que les professeurs d'université soient de vrais spécialistes dans le domaine de leur choix ; pourtant, il n'assure pas qu'ils soient de bons enseignants.

Dans les cours supérieurs de Danse, c'est-à-dire les cours qui ne se déroulent pas au sein de vastes universités mais au sein d'un conservatoire (comme la « London Contemporary Dance School », les « Trinity Laban » et « Northern School of Contemporary Dance », pour citer quelques exemples au Royaume-Uni), le parcours universitaire de l'équipe d'enseignants est peut-être moins robuste. Dans ces institutions, l'équipe enseignante provient souvent de carrières accomplies en tant qu'artistes, et non pas en tant que chercheurs.

Néanmoins, dans les deux cas, les professeurs auront rarement bénéficié d'une introduction aux pratiques pédagogiques et ils reproduiront très probablement, de ce fait, les méthodes d'apprentissage et d'enseignement héritées de leurs propres professeurs. Cela ne signifie pas que leur enseignement sera par conséquent mauvais, simplement qu'ils n'auront pas eu accès à certaines ressources, ou à la possibilité de considérer leur propre enseignement à l'aune des théories pédagogiques les plus récentes.

Le développement de cours de « Postgraduate Certificate » (certificat de second cycle) dans le « Learning and Teaching for Higher Education » (Apprentissage et Enseignement pour l'Education Supérieure) et la vaste adoption du « Constructive Alignment » (Alignement Constructif) semblent constituer une voie par laquelle les institutions britanniques s'efforcent de répondre au manque de bases pédagogiques. Développé par l'éducateur John Biggs, ce modèle défend que : l'éducation devrait être centrée sur l'élève et non pas sur l'enseignant ; les résultats de l'apprentissage, les critères d'évaluation et les activités d'apprentissage devraient être alignés ; et « que les étudiants construisent la connaissance avec leurs propres activités, élaborant à partir de ce qu'ils connaissent déjà ».[4] Je questionne pour ma part la valeur d'une pratique pédagogique qui ne prend pas en compte le développement intégral de l'individu en tant qu'acteur social et politique.

La Pédagogie Critique, en contraste avec les théories mentionnées ci-dessus, est fortement influencée par les mouvements progressistes, tels que l'anticapitalisme, le féminisme, l'anti-patriarchie, l'anti-impérialisme et d'autres.[5] Elle a été fondée sur l'idée que l'éducation traditionnelle met l'accent sur une relation verticale entre enseignants et étudiants. Autrement dit, l'éducation traditionnelle n'est pas centrée sur la facilitation de l'apprentissage, mais sur la livraison du contenu.

> L'éducation devient ainsi un acte de dépôt, dans lequel les étudiants sont les receveurs et les enseignants les dépositaires. Au lieu de communiquer, l'enseignant publie des communiqués et effectue des dépôts, que les étudiants reçoivent patiemment, mémorisent et répètent. C'est la conception « bancaire » de l'éducation, au sein de laquelle l'ampleur de l'action dévolue aux étudiants se limite à recevoir, classer, et conserver les dépôts.[6]

La compréhension de ce point n'est pas unique à la Pédagogie Critique. Les éducateurs constructivistes défendent aussi le fait que les processus d'apprentissage et d'enseignement devraient se dérouler au travers de l'engagement et d'activités, à l'inverse d'une transmission de la connaissance.

> La vision de l'enseignement universitaire comme transmission d'information est si largement acceptée que l'enseignement et l'évaluation à travers le monde se basent sur elle. Les salles de classe et les media sont spécifiquement conçus pour une livraison univoque. L'enseignant est l'expert bien informé, le sage sur la scène, qui délivre l'information que les étudiants sont sensés absorber et rendre de manière exacte.[7]

Freire, cependant, va plus loin dans son analyse du rôle de l'éducation pour la société et conclut que la plupart des pratiques pédagogiques ne sont pas seulement ineffectives, mais qu'elles perpétuent aussi un modèle du monde qui se révèle oppressif, et qui contribue finalement au maintien et à la prolifération de pratiques oppressives.

Il est peut-être utile ici de clarifier ce que les pédagogues critiques entendent par oppression. Dans son article « Politics of Explanation – Ethical Questions in the Production of Knowledge », Heaney définit le pouvoir en ce qui concerne les relations sociales comme « étant davantage que la simple capacité, qui, lorsqu'employée, affecte le comportement d'autrui ; c'est aussi une capacité exercée au coût de la capacité d'autrui à agir ».[8] En outre, Heaney identifie trois dimensions du pouvoir : la force, où les décisions sont marquées par un conflit ouvert et explicite ; la mobilisation d'un penchant, où l'existence du conflit est rendue obscure et les décisions semblent être inévitables et irrévocables ; et finalement l'oppression.

Les opprimés ne sont pas seulement ignorants des conflits sociaux en jeux, ils internalisent, croient aux, et répandent des idées qui ne sont pas les leurs. Ils se réconcilient souvent avec leur absence de pouvoir et adoptent une attitude fataliste vis-à-vis de ce qui est conçu comme des insuffisances personnelles ou des échecs. En ce sens, l'oppression est bien davantage sournoise et dangereuse que les autres dimensions du pouvoir, puisqu'elle empêche les individus d'articuler leurs propres intérêts ou même de reconnaître l'existence d'un conflit social.

> Les images propagées par les medias de masse et l'éducation n'excluent pas seulement les éléments qui possèdent un haut risque de démasquer le conflit (comme dans la seconde dimension du pouvoir), mais elles incluent également des explications qui affectent de façon négative les concepts personnels et les attentes relatives à des modes de comportement « réalistes ».[9]

Comme on peut l'imaginer, des idées ferventes de ce type ont été l'objet de nombreuses critiques. Le philosophe John Searle, par exemple, déclare que le motif caché et ultime de la « liberal education » est de créer des radicaux politiques.[10] Selon Searle :

> A moins que vous n'acceptiez deux suppositions - le fait que la tradition occidentale est oppressive, et que l'objectif principal de l'enseignement des sciences sociales est la transformation politique - les arguments explicites critiquant le canon paraîtront faibles… Mais il ne découle pas du fait qu'il y a une dimension politique aux sciences sociales… que les seuls, ou même les principaux, critères pour évaluer ces efforts devraient être d'ordre politique.[11]

Cette discussion n'est pas simple. Pourtant, une analyse plus détaillée des arguments de Searle révèle sa propre supposition que l'éducation pourrait, et en fait devrait, être neutre. Paulo Freire avertit ses lecteurs à propos de l'illusion de neutralité en arguant que même un choix relatif aux sujets à inclure ou à exclure d'un programme, fréquemment au nom du maintien d'une posture neutre, est représentatif du pouvoir dominant.

> La Pédagogie Critique ne laisse pas de possibilité pour un processus éducationnel neutre. L'éducation devient soit un instrument pour aider les étudiants à gérer de manière critique et créative la réalité afin de la

transformer au travers d'actions participatives, ou un instrument pour intégrer les étudiants au sein du système actuel par voie de conformité ».[12]

Cette réalisation – le fait que ma pratique d'enseignement ne sera jamais neutre – m'a amenée à réévaluer ma propre pédagogie de la vidéo-danse, de même que les sujets que j'excluais par inadvertance au travers de choix de programme.

En plus du concept d'oppression, la Pédagogie Critique est basée sur des idées de dialogue et de « conscientisation ». Opposé à un modèle d'éducation de type « bancaire », Freire propose que le processus d'apprentissage soit basé sur le dialogue – poser des questions et débattre des sujets pertinents pour la vie quotidienne de l'étudiant.

La célèbre approche de l'éducation de Freire impliquait l'utilisation du vocabulaire quotidien des étudiants. En adressant des sujets directement pertinents pour eux, il est aussi parvenu à stimuler le dialogue autour de la transformation. En décrivant l'approche du processus de Freire d'enseignement pour les adultes, Peter McLaren explique :

> Ces mots représentaient la réalité quotidienne des travailleurs. Chaque mot était associé à des sujets reliés aux questions existentielles sur la vie et les facteurs sociaux qui déterminaient les conditions économiques de l'existence quotidienne. Des thèmes ont ensuite été générés à partir de ces mots (c'est-à-dire, des mots tels que salaires ou gouvernement) qui ont ensuite été codifiés ou décodés par des groupes de travailleurs et d'enseignants qui ont participé à des communautés connues sous l'appellation de « cercles culturels ».[13]

Tirer des thèmes de cours directement de leur vie quotidienne est la façon dont la Pédagogie Critique évite de s'aliéner les étudiants. Pour les enseignants en vidéo-danse intéressés par la possibilité d'intégrer les études contextuelles, critiques et pratiques, cela pourrait constituer une approche intéressante. Voici quelques-unes des questions que l'on pourrait poser: Quelles sont les valeurs politiques les plus importantes enracinées dans l'univers de la danse ? Quelles suppositions concernant le fait d'être un danseur n'ont pas été questionnées ? Quels sont les sujets qui déterminent les choix quotidiens de mes étudiants ? Quels sont les sujets qui déterminent leurs choix artistiques ? Comment leurs corps sont-ils représentés ? Comment représentent-ils les corps d'autrui ? Existe-t-il des structures hiérarchiques qui ne sont pas questionnées ? Quel rapport ont-ils avec la question du genre dans leur vie et dans leur art ?

Bien que la pratique et la recherche sur la vidéo-danse soient encore jeunes, il existe bien davantage de films que nécessaire pour nourrir les discussions à propos des idées développées ci-dessus. Des films tels que *The Cost of Living* de Lloyd Newson, *Tattoo* de Miranda Pennell, *Pas de Deux* de Norman McLaren, *Horizon of Exile* d'Isabel Rocamora, sont quelques exemples disponibles pour l'éducateur d'aujourd'hui intéressé par l'idée de faciliter les discussions autour du genre, de la représentation du corps, de la stratification sociale, de la hiérarchie et de l'autorité, des différences culturelles, et autres sujets.

Notes

[1] Simon ELLIS. 2013. « Thoughts about Teaching Screendance », *Centre for Screendance* (blog), 13 janvier 2013.
http://screendance.wordpress.com/2013/01/13/thoughts-about-teaching-screendance/

[2] Barbara BOLT, « The Magic is in Handling », *Practice as Research: Approaches to Creative Arts Enquiry* (London: I. B. Tauris, 2010), p. 30.

[3] Susan MCKENNA. 1999. *Theory and Practice: Revisiting Critical Pedagogy in Studio Art Education*. Art Journal. http://www.jstor.org/stable/10.2307/777885.

[4] John BIGGS et Catherine TANG, *Teaching for Quality Learning at University*. 3ème éd. (London: SRHE and Open University Press, 2007), p. 30.

[5] Paulo FREIRE, *Pedagogy of the Oppressed*. 30ème éd. (New York: Continuum, 2005), p.72.

[6] Paulo FREIRE (2005) op. cit. 72

[7] John BIGGS et Catherine TANG (2007) op. cit. 17.

[8] Thomas HEANEY, « Politics of Explanation - Ethical Questions in the Production of Knowledge », *Freirean Pedagogy, Praxis, and Possibilities*, sous la direction de Stanley F. STEINER, Mark KRANK, Peter MCLAREN, et Rober BAHRUTH (New York and London: Falmer Press, 2000), p. 104.

[9] Thomas HEANEY (2005) op. cit. 105

[10] John SEARLE. 1990. *The Storm Over the University*, The New York Review of Books, http://www.ditext.com/searle/searle1.html.

[11] Ibid.

[12] Stanley STEINER, Mark KRANK, Peter MCLAREN, et Rober BAHRUTH (2005), op. cit. x

[13] Stanley STEINER, Mark KRANK, Peter MCLAREN, et Rober BAHRUTH (2005), op. cit. pp. 3-4

CONFERENCE SCREENING SUMMARY: *SACRE/ILÈGE(S)*, AN INTERNATIONAL COLLECTIVE PROJECT

FRANCK BOULÈGUE AND MARISA C. HAYES

Sacre/ilège(s): *Le Sacre du Printemps* (*The Rite of Spring*) had its premiere at the close of the Festival International de Vidéo Danse de Bourgogne's first International Screendance Conference in April 2013 (images from the production illustrate the cover of this publication). The project's five film cycles feature 65 artists from 25 different countries and were created to honour the first centenary of *The Rite of Spring*, a seminal production by Vaslav Nijinsky (choreographer) and Igor Stravinsky (composer and scenario).

This revolutionary work, originally staged by the Ballets Russes in 1913, has been reinvented numerous times for live performance by some of history's most celebrated choreographers, including Mary Wigman, Maurice Béjart, Pina Bausch, Martha Graham, and Paul Taylor to name only a few. *The Right of Spring*, however, had rarely, if ever, been explored through the screendance lens prior to this project. Its limited foray into the world of moving images includes The Walt Disney Company's animated feature, *Fantasia* (1940), which uses Stravinsky's score to illustrate a thematic section dedicated to exploring the origins of the earth, resonating with the original ballet's themes, particularly life cycles. More recently, Wim Wenders' documentary film *Pina* (2011) includes excerpts of Pina Bausch's stage version of *The Rite of Spring*, but while the film utilises dynamic camera angles and editing, its goal remains focused on providing a document of a theatrical performance.

The *Sacre/liege(s)* project, initiated by the festival and Body Cinéma, sought to explore *The Rite of Spring* in collaboration with the international screendance community, reflecting the global influence of the piece and its universal themes. Working in collaboration with the Vienna Symphonic Library of Austria, for whom Jay Bacal recreated *The Rite of Spring*'s orchestral score on a computer, Stravinsky's composition was then divided into 13 sections that were assigned at random to artists who answered the project's open call. Using an electronic version of the score, a form of 'synthetic' music, seemed fitting for the project's goal to both celebrate the original production and to 'betray' or depart from it. Indeed, the project's title of *Sacre/ilège(s)* represents a play on the original French title of the ballet *Le Sacre du Printemps* and the word 'sacrilege' (of which the original production was accused after its riotous Paris premiere).

The screendance community's response to the project's open submission call was overwhelming. While the project was originally imagined for only one or two omnibus film cycles, the large number of participants resulted in five complete versions of *The Rite of Spring*. Participants included students, established and emerging screendance directors, as well as a number of artists from other media. The only guidelines participants were asked to adhere to included: not adding any additional sound to their videos (the score was approached as the unifying structure of the project), to strictly respect the length of the musical portion assigned, and to film in 4:3 (original square cinema format, in keeping with the era during which *The Rite of Spring* originally premiered).

All video portions were assembled by the festival/Body Cinéma to create a seamless collage of the entire piece. While the musical sections had been distributed randomly among the artists, the editing process involved a curatorial effort to create a combination of both stylistic and geographic diversity within the five film cycles. Each version is distinguished by a letter (S, A, C, R, and E), as assigning numbers would have implied an ordered hierarchy. The film cycles are intended to be flexible in screening format and context. The versions can be screened as independent entities despite their place within the larger scope of the project, and have been shared in a wide range of small and large screen formats. Additionally, all cycles may be viewed in one session or watched and revisited according to the viewer's preference in any order.

Sacre/liege(s), beyond exploring the heritage of Stravinsky's celebrated score and the original *Rite of Spring* production, raises a handful of interesting questions surrounding the notion of the collective and collaboration in screendance, as well as open participation projects and screendance curation; topics we are currently considering for future writing and research. Since the project's premiere in France, various cycles have been screened or exhibited at the National Institute of Art

History in Paris, the American Dance Festival's International Screendance Festival, Numéridanse.TV/Maison de la danse (Lyon), and at other dance and film events held in Argentina, Mexico, France, the United States, and Portugal. All film cycles can be viewed online at: http://creative.arte.tv/en/ users/body-cinema

A complete list of filmmakers and a brief description of each cycle are listed below:

Sacre/ilège(s) – S

This film invites the viewer to travel within the world of contemporary screendance and features images from the United Kingdom, France, Turkey, the United States, China, and Australia. It is extremely varied from the point of view of the dance styles featured (butoh, Turkish wrestling, the dance of nature) as well as the cinematic techniques illustrated. From HD images to a low-tech approach, this cycle also includes stop-motion animation, paper cutouts, and the visual psychedelia of Kathy Rose's digital creations.

1-Guy Wigmore (UK) / 2- Ludovico Chincarini (Italy) / 3- Clotilde Amprimoz (France/Turkey) / 4- Jean-Camille Goimard (France) / 5- Marisa C. Hayes (France/USA) /6- Kathy Rose (USA) / 7- Toyo Matsubara (Japan) / 8- Maurice Lai (China) / 9-Angharad Harrop (UK) / 10- Richard James Allen (Australia) / 11- Diana Heyne (France/USA) / 12- Katxere Medina (Brazil)/ 13- Franck Boulègue (France)

Sacre/ilège(s) – A

Following its 'cosmic' opening, this film tackles equally varied themes (still in keeping with the *Rite* of 1913) such as aging, veneration of ancestors, the importance of nature, and the individual's place within the group. This cycle features work from Singapore, South Africa, Germany, and Russia, among others–further illustrating the universality of themes and motifs delivered in the music and historic ballet.

1- Simone Stoll (Germany) / 2- Marianne Mørkøre (UK/Denmark) / 3- Elysa Wendi (Singapore) / 4- Nihad Isayev (Azerbaijan/Italy) / 5- Marianne Lebon (France) / 6-Umut Vedat (Turkey) / 7- Gabriela Tropia (UK/Brazil) / 8- Jeanne Louise Coetzer (South Africa) / 9- Cheri Sampson (USA) / 10- Dana Mussa (France/Russia) / 11-Victoria Donnet & Stefano

Forlini (France) / 12- Larry Malott & Scott Beseler (USA) /13- Beatrix Joyce & Hannah Parsons (UK)

Sacre/ilège(s) – C

This cycle invites us to discover the work of a number of students, notably from the United States, who pay tribute to the original *Rite of Spring*, in addition to contributions from South Korea, Israel, and Mexico. Whether created by an emerging screendance artist or an established professional, whether utilizing a minimalist approach or a certain visual exuberance, each segment emits a desire to artistically reclaim the themes and motifs of the production celebrated here. A true collision of styles, approaches, and budgets can be found in this cycle.

1- Danell Hathaway (USA) / 2- Jürg Koch (USA) / 3- Carmen Cruz Carvajal & Rafael Vieyra Alberola (Mexico) / 4- Julie Spodek (USA) / 5- Hannah Kerr (USA) / 6- Jo Breslin (UK) / 7- Flo Bresson (France) / 8- Marta Renzi (USA) / 9- Susan Sentler (UK) / 10- Dana Shalev (Israel) / 11- Amanda Checco (USA) / 12- Pierre Larauza (Belgium) / 13- Ingyu Lee (South Korea)

Sacre/ilège(s) – R

This cycle doesn't hesitate to use editing techniques to manipulate images and movement, often interacting directly with nature (in addition to urban landscapes), so essential to the original mythology of *The Rite of Spring*, seen here through the lens of nature in North America, continental Europe, and Iceland.

1- Julie Spodek & m k s | v o l c o f s k Y (USA) / 2- Carolina Natal & Walmeri Riberio (Brazil) / 3- Léa Tirabasso (France/Germany) / 4- Lizzie Sykes (UK) / 5- Daniela Rojas Peredes (France/Chile) / 6- Ilana Faye Silverstein, Leah Curran Moon, & Lisa Stoessel (USA) / 7- Rosie Trump (USA/Germany) / 8- Kristen Fumarola (USA)) / 9- Julien Condemine (France)/ 10- Charli Brissey (USA) / 11- Onur Topal Sümer (Turkey/USA) / 12- Heather Coker (USA) / 13- Elisàbet Birta Sveinsdottir (Iceland)

Sacre/ilège(s) – E

This cycle is a meeting point between humour and formal experimentation; between group choreography and solo performances multiplied on screen by digital editing effects, and a look at unease, be it in set in France or Brazil. Featuring an abandoned factory that comes back to life, a reversed sacrifice that has us consider *The Rite of Spring* through a feminist lens, and the choreography of drawing, this version explores the art of movement in myriad forms.

1- Pierre Nogeras (France) / 2- Melisa Cañas (Argentina) / 3- Bianca Sere Pulungan (Germany) / 4- Les Filles Föllen (Spain) / 5- Carol Mendes & Nicolas Parata (USA) / 6- Nicholas Quinn (UK) / 7- Carolina Falcão (Brazil/The Netherlands) / 8- June Allen (France) / 9- m k s | v o l c o f s k Y (USA) / 10-Marsha Parrilla (USA) / 11- Andrés Davila (France/Colombia) / 12- Julien Soudet (France) / 13- Nicolas Habas (France)

Compte-rendu de la projection du Colloque: *Sacre/ilège(s)*, un projet collectif international

Franck Boulègue et Marisa C. Hayes

L'avant-première de *Sacre/ilège(s)*: *Le Sacre du Printemps* s'est déroulée lors de la clôture du Colloque inaugural du Festival International de Vidéo Danse de Bourgogne, en avril 2013 (des images tirées de l'œuvre illustrent la couverture de cet ouvrage). Les cinq cycles de films du projet regroupent 65 artistes de 25 pays différents. Ils ont été créés en vue d'honorer le premier centenaire de *Le Sacre du Printemps*, une production fondatrice de Vaslav Nijinski (chorégraphe) et d'Igor Stravinski (composition et scénario).

Cette œuvre révolutionnaire, montée à l'origine par les Ballets Russes en 1913, a été réinterprétée sur scène à de multiples occasions, et ce par les plus grands chorégraphes – de Mary Wigman à Pina Bausch, en passant par Maurice Béjart et Jean-Claude Galotta, entre autres. *Le Sacre du Printemps*, en revanche, a rarement donné lieu à des relectures exclusivement destinées à l'univers de la ciné-danse. « The Walt Disney Company » a intégré une section dédiée au *Sacre* dans son long-métrage d'animation *Fantasia* (1940), mais ce film n'est pas sensé être une œuvre de vidéo-danse. Il emploie principalement la musique de Stravinski afin d'illustrer thématiquement une portion du film consacrée aux origines de la Terre. Pour ce qui concerne le film documentaire *Pina* (2011) de Wim Wenders, des extraits de la version scénique de Pina Bausch sont inclus, mais bien qu'ils aient été filmés à l'aide d'angles de prise de vue et d'un montage dynamiques, l'objectif du film demeure quoi qu'il en soit de documenter une version théâtrale du *Sacre du Printemps*.

Le projet *Sacre/ilège(s)*, initié par le festival et Body Cinéma, visait à explorer cette production charnière en collaboration avec la communauté internationale de la vidéo-danse, reflétant de la sorte l'influence globale de ce ballet et ses thèmes universels. Travaillant en collaboration avec la « Vienna Symphonic Library » en Autriche, pour laquelle Jay Bacal a recréé la partition orchestrale du *Sacre du Printemps* sur ordinateur, la composition de Stravinski a ensuite été scindée en 13 sections qui ont été attribuées de manière aléatoire aux divers artistes en vidéo-danse qui ont répondu à notre appel à contributions. Il nous a semblé pertinent de revisiter *Le Sacre du Printemps* en nous appuyant sur une pareille version « synthétique » de la musique, car notre souhait en lançant ce projet consistait tout autant à célébrer l'œuvre originale qu'à la trahir – d'où l'idée de « sacrilège ». N'oublions pas en effet l'émeute suscitée par la première de ce ballet, jugé révoltant par le public de l'époque. Il nous est apparu bienvenu de nous inscrire dans ce sillage, oscillant entre vénération et déloyauté vis-à-vis du Sacre d'origine (désormais « consacré », parfois jusqu'à l'excès).

La réponse de la communauté de la vidéo-danse à l'appel à contributions du projet a été vive. Alors que nous ne pensions réaliser qu'une ou deux versions de l'œuvre, nous avons fini par en monter cinq, du fait du nombre de participants réclamant de pouvoir participer au projet. Aucune censure n'a été effectuée de notre part, que ce soit au niveau des formations des artistes retenus (étudiants, professeurs et artistes professionnels ; vieux briscards ou nouveaux venus) ou du contenu des films acceptés. La seule chose que nous avons demandée aux participants était de ne pas inclure de son d'ambiance dans leur film, de respecter strictement la durée du segment musical qui leur était remis, et de tourner leur portion au format 4:3 (format d'origine du cinéma, plus en phase avec l'époque où *Le Sacre du Printemps* a vu le jour).

Si les segments musicaux ont été distribués aux divers artistes de façon aléatoire, nous nous sommes en revanche efforcés d'opérer un panachage stylistique et géographique lors du montage final des 5 films du cycle. Chacun porte une lettre (S,A,C,R, et E) car nous ne souhaitions pas leur donner de numéros – aucun de ces cycles ne doit être considéré comme supérieur à un autre, notre objectif en les montant consistait vraiment à proposer cinq œuvres indépendantes, tenant chacune sur ses pieds en dépit de son inclusion dans ce projet d'ensemble. Les films peuvent être visionnés dans l'ordre qu'on voudra. On peut soit tous les regarder, soit opérer un choix - n'en voir qu'un ou deux, selon l'humeur. Les versions peuvent être projetées en tant qu'entités indépendantes malgré leur place au sein du cadre général du projet, sur de petits ou de grands écrans. En outre, tous les cycles peuvent être visionnés en une seule séance, ou bien alors distillés et revisités dans quelque ordre que ce soit, en fonction des préférences du spectateur.

Sacre/ilège(s), en plus d'explorer l'héritage de la célèbre partition de Stravinski et la production d'origine du *Sacre du Printemps*, soulève de multiples questions relatives à la notion du collectif et à la nature de la collaboration, de même qu'aux projets participatifs ouverts et à la programmation thématique en vidéo-danse – des questions qui devront être élaborées et poursuivies lors de recherches ultérieures. Depuis son avant-première en France, le projet *Sacre/ilège(s)* a été présenté à l'Institut national de l'histoire de l'art à Paris, à l'American Dance Festival, ainsi qu'auprès d'autres plateformes consacrées à la danse et au cinéma en Argentine, au Mexique, au Portugal, en France, et aux Etats-Unis.

Tous les cycles du projet sont visionnables gratuitement et dans leur intégralité à l'adresse suivante : http://creative.arte.tv/en/users/body-cinema

Ci-dessous, une liste complète des participants, ainsi qu'une brève description de chaque version :

Sacre/ilège(s) – S

Ce film nous invite à voyager à travers l'univers de la vidéo-danse contemporaine, en partant du Royaume-Uni avant d'arriver en France, en passant par la Turquie, les Etats-Unis, la Chine et l'Australie. Extrêmement varié, tant du point de vue des styles de danse (on y voit du butô, de la danse contemporaine, de la lutte turque, une danse de la nature) que de celui des influences cinématographiques (depuis les images HD de certains réalisateurs jusqu'au traitement « low tech » d'autres participants, de l'animation image par image de personnages découpées jusqu'au psychédélisme visuel d'une Kathy Rose), ce projet constitue une très bonne introduction aux possibilités de la vidéo-danse.

1- Guy Wigmore (Royaume-Uni) / 2- Ludovico Chincarini (Italie) / 3- Clotilde Amprimoz (France) / 4- Jean-Camille Goimard (France) / 5- Marisa C. Hayes (France/Etats-Unis) / 6- Kathy Rose (Etats-Unis) / 7- Toyo Matsubara (Japon) / 8- Maurice Lai (Chine) / 9- Angharad Harrop (Royaume-Uni) / 10- Richard James Allen (Australie) / 11- Diana Heyne (France/Etats-Unis) / 12- Katxere Medina (Brésil)/ 13- Franck Boulègue (France)

Sacre/ilège(s) – A

Après une ouverture « cosmique », le film aborde des thèmes aussi variés (mais toujours en phase avec le Sacre de 1913) que celui du vieillissement, du respect des ancêtres, de l'importance de la nature, de la place des individus au sein d'un groupe… Nous décollons cette fois-ci pour Singapour et l'Afrique du Sud, pour le Danemark et la Russie – signe de l'universalité des thèmes et des motifs véhiculés par ce ballet d'exception. Quelques uns de ces films n'hésitent pas à faire usage d'un puissant sentiment baroque dans leur traitement du Sacre, tandis que d'autres jouent davantage la carte d'un certain naturalisme. Au final, toutes ces approches s'intègrent parfaitement afin de nous donner un cycle tout à la fois hétéroclite et cohérent.

1- Simone Stoll (Allemagne) / 2- Marianne Mørkøre (Royaume-Uni/Danemark) / 3- Elysa Wendi (Singapour) / 4- Nihad Isayev (Azerbaïdjan/Italie) / 5- Marianne Lebon (France) / 6- Umut Vedat (Turquie) / 7- Gabriela Tropia (Brésil) / 8- Jeanne Louise Coetzer (Afrique du Sud) / 9- Cheri Sampson (Etats-Unis) / 10- Dana Mussa (Russie/France) / 11- Victoria Donnet & Stefano Forlini (France) / 12- Larry Malott & Scott Beseler (Etats-Unis) / 13- Beatrix Joyce & Hannah Parsons (Royaume-Uni)

Sacre/ilège(s) – C

Voici un cycle qui nous amène à la découverte du travail d'un certain nombre d'étudiants, notamment aux Etats-Unis, qui rendent tous hommage au *Sacre du Printemps* avec brio. Le film n'oublie pas pour autant de nous emmener en diverses régions du globe - en Corée du Sud, en Israël et au Mexique, par exemple. Il se dégage de chaque segment, qu'il soit le fait d'un nouveau venu en vidéo-danse ou d'un professionnel expérimenté, qu'il vise à une sorte de minimalisme ou bien alors à une certaine exubérance visuelle, une vraie passion pour cette œuvre, un réel désir de se réapproprier de manière créative les thèmes et les motifs du ballet ici célébré. Cette collision de styles, d'approches et de moyens, fait le charme de ce collage revigorant.

1- Danell Hathaway (Etats-Unis) / 2- Jürg Koch (Etats-Unis) / 3- Carmen Cruz Carvajal & Rafael Vieyra Alberola (Mexique) / 4- Julie Spodek (Etats-Unis) / 5- Hannah Kerr (Etats-Unis) / 6- Jo Breslin (Royaume-Uni) / 7- Flo Bresson (France) / 8- Marta Renzi (Etats-Unis) / 9- Susan Sentler

(Royaume-Uni) / 10- Dana Shalev (Israël) / 11- Amanda Checco (Etats-Unis) / 12- Pierre Larauza (Belgique) / 13- Ingyu Lee (Corée du Sud)

Sacre/ilège(s) – R

Quelle est cette étrange bête qui ouvre cette version, avec ses bras et ses jambes qui apparaissent, disparaissent, se mélangent en tous sens ? Un très bon moyen de lancer un cycle qui n'hésite pas à travailler l'image et le mouvement à l'aide des techniques de montage cinématographique. Un cycle qui n'hésite pas non plus à se confronter directement à la nature (sans négliger pour autant les paysages urbains), si importante dans la mythologie du *Sacre du Printemps* – la nature d'Amérique du Nord, d'Europe continentale, d'Islande.

1- Julie Spodek & m k s | v o l c o f s k Y (Etats-Unis) / 2- Carolina Natal & Walmeri Riberio (Brésil) / 3- Léa Tirabasso (France/Allemagne) / 4- Lizzie Sykes (Royaume-Uni) / 5- Daniela Rojas Peredes (France/Chili) / 6- Ilana Faye Silverstein, Leah Curran Moon, & Lisa Stoessel (Etats-Unis) / 7- Rosie Trump (Etats-Unis/Allemagne) / 8- Kristen Fumarola (Etats-Unis) / 9- Julien Condemine (France) / 10- Charli Brissey (Etats-Unis) / 11- Onur Topal Sümer (Turquie/Etats-Unis) / 12- Heather Coker (Etats-Unis) / 13- Elísabet Birta Sveinsdóttir (Islande)

Sacre/ilège(s) – E

Quand l'humour jouxte l'expérimentation formelle ; quand les chorégraphies de groupe tiennent compagnie à des performances d'artistes solitaires, se démultipliant à l'écran par la grâce des techniques de montage numérique ; quand le Brésil côtoie la Malaisie ou la France – voilà quelques unes des caractéristiques de ce film aux multiples qualités, qui saura vous faire osciller entre différents registres, entre différentes approches formelles et thématiques, susceptibles de captiver votre attention de bout en bout. Dans ce cycle, une usine désaffectée revient à la vie et danse devant nos yeux, une inversion du sacrifice permet une relecture féministe du *Sacre du Printemps*, un détour par le dessin nous amène à réévaluer la danse des mains…

1- Pierre Nogeras (France) / 2- Melisa Cañas (Argentine) / 3- Bianca Sere Pulungan (Allemagne) / 4- Les Filles Föllen (Espagne) / 5- Carole Mendes & Nicolas Pirata (Etats-Unis) / 6- Nicholas Quinn (Royaume-Uni) / 7- Carolina Falcão (Brésil) / 8- June Allen (France) / 9- m k s | v o l c o f s k

Y (Etats-Unis) / 10- Marsha Parrilla (Etats-Unis) / 11- Andrés Davila (France/Colombie) / 12- Julien Soudet (France) / 13- Nicolas Habas (France)

CONTRIBUTORS

June Allen is a visual artist working in Video, Performance, Drawing, Photography, and Painting. In addition to working in these media, her aesthetic research and writing are also focused on these art forms. Her research topics include: Ordinary Ritual, Abandon and Holding in the Creative Process, Subjective Perception of Time in the Art-Making Process, The Symbolic Use of the Circle, Uses of the Blur, and The Grid and its Dissolution. Her work has been shown regularly in Europe and in North America. She is a permanent member of the Laboratoire du Geste (Gesture Laboratory) research group, affiliated with the Sorbonne. Allen currently teaches at the Ecole Nationale Supérieure de Beaux Arts de Paris (Paris National Fine Arts School), as well as the Ecole du Louvre. She also translates French-English documents on aesthetics. Originally from the United States, Allen has been based in Paris, France for the past fifteen years.

Clotilde Amprimoz is specialized in the areas of contemporary dance, film, and music, and has been creating and collaborating on choreographic and film projects since 2001. She completed interdisciplinary undergraduate and postgraduate research degrees in history, art history, and the performing arts (Paris 1, Paris 8, EHESS). Parallel to her studies, she continued to collaborate with various dance companies (Cie des Prairies, Association Fin novembre, le Centre Chorégraphique National de Caen/Fattoumi-Lamoureux), the Centre Pompidou, and the Centre National de la Danse. In 2009 she founded a non-profit organization dedicated to interdisciplinary creation entitled 'ChoréACtif' in Clermont-Ferrand, France, and develops projects and artistic collaborations in the region of Auvergne and beyond.

Franck Boulègue (editor) is a film critic and screendance artist based in France. A graduate of Lyon's Insitute of Political Science, he regularly draws on his background in the social sciences to inform his analysis of cinema for English and French-language publications. His chief areas of research include the films of David Lynch, screendance, and other forms of experimental cinema. He has been a guest lecturer in film studies at the Ecole Normale Supérieure de Lyon, the University of Burgundy, the Hong

Kong Academy for Performing Arts, and for a dance seminar at the Ecole des Hautes Etudes en Sciences Sociales in Paris. Since 2005, Boulègue has been a featured contributor to the film research journal *Eclipses* (University of Caen), for which he has analysed the filmography of Chris Marker and Michael Powell, among others. His latest research on Busby Berkeley will soon appear in the monthly film magazine *Positif*. He has also directed and edited more than ten works of screendance, created in collaboration with Marisa C. Hayes, that are screened regularly at international festivals and other platforms. Four of these short films entered the permanent collection of France's Centre National de la Danse in 2013. In addition to a B.A. in political science, Boulègue holds an M.A. in communication from the University of Liverpool. He is currently completing doctoral research regarding the notion of spectrality in screendance and writing a monograph on Lynch's *Twin Peaks* for Intellect Press (forthcoming, autumn 2015).

Marion Carrot After obtaining a Master of Film Studies degree at the E.N.S. Louis-Lumière (Paris) in 2010, Carrot's work has remained in the realm of audiovisual production. Her projects include dance documentation as well as documentary films, notably in collaboration with Les Rencontres Chorégraphiques Internationales de Seine Saint Denis. Her strong interest in dance led her to pursue a doctoral degree in 2012 at l'Université Paris-8 under the direction of professors Patrick Louget (film studies) and Isabelle Launay (dance studies). She is currently writing her dissertation, which explores choreographic composition in silent films with the aim to distinguish which images of the body in motion are supported by the actor's gestures and to renew the notion of cinematic narration by analysing the perceptive interpretation of viewers during their haptic and empathetic experiences of film. Carrot lectures regularly on the links between dance and film during conferences and festivals (Centre National de la Danse, Centre National de Danse Contemporaine d'Angers, Festival International de Vidéo Danse de Bourgogne, Institute of English Studies, London). Her writing appears in the journal *Recherches en Danse* and on the *Screendance Studies* blog, among others.

Mariann Gaál is a choreographer, dance film director, and contemporary dance professor. Born in Budapest, she has studied dance in a variety of contexts and completed her studies at the Rotterdamse Dansacademie in 2002. She is currently a professor at the Hungarian Dance Academy and an independent choreographer working in both Hungary and abroad. At present, she is a DLA member of the University of Theatre and Film in

Budapest where she is researching dance filmmaking. Her own award winning works of screendance include *Barbakán* (2008), *Remembering* (2010), and *Inside* (2012).

Tim Glenn is a professor at Florida State University and former Nikolais & Murray Louis Dance Company member. He teaches modern dance influenced by the Nikolais/Louis philosophy and method, and offers courses in 3D video and projection design. As videographer for the Paul Taylor Dance Company's Repertory Preservation Project for almost a decade, he documented over thirty-five Taylor masterworks, and from 2001–2005 served as Technology Director for the National Center for Choreography. Glenn's media-related projects include ChoreVideo.com and DanceDocumentation.com. Influenced by mentor Alwin Nikolais, Glenn enjoys 'total theatre' design, including choreography, projections, and costume design/construction. Choreographing since 1987, Glenn's repertoire has been performed internationally in Japan, Spain, and The Netherlands. He received his M.F.A. from Ohio State, where he worked for the Department of Dance and ACCAD. He is an alumnus of UW–Madison (Performance & Choreography, and Interarts & Technology) where he taught technique and improvisation. For more info, visit www.timglenn.us.

Marisa C. Hayes (editor) is an interdisciplinary artist and scholar based in France. She is the founding co-director of the Festival International de Vidéo Danse de Bourgogne, France's annual screendance platform. In France, she has served as Cultural Ambassador to Hong Kong and was recently named a Representative of the European Cultural Youth Parliament. Hayes regularly contributes to research journals and books on dance history, screendance, and film studies; including publications by Intellect Press, Oxford University Press, the Society of Dance History Scholars, and the French National Dance Biennale. She regularly collaborates on live performances and screendance projects with Franck Boulègue under the name Body Cinéma, a project-based company that has exhibited and performed internationally in over 20 countries. Hayes has received artist fellowships, grants, and awards from CEC Arts Link New York, the New York Theatre Communications Group, the New York Dance Films Association (Susan Braun Award), and Pentacle Movement Media. Hayes regularly lectures internationally on performance studies and screendance, in addition to leading workshops on dance filmmaking and movement practices at universities, conservatories, festivals, and theatres across Europe, North America, and Asia. Her current areas of research in screendance include the use of multiples, self-portraiture, as well as the nature of collaboration and collective modes of filmmaking. See bodycinema.com and videodansebourgogne.com for more information.

Stéphanie Herfeld is a video artist and independent scholar. She studied visual art at Central Saint Martins College of Art and Design in London and received a Master of Art and Language at the Ecole des Hautes Etudes en Sciences Sociales (Paris). Her research explores the movement found in both still and moving images, as well as the history of moving images that involve the dancing body and/or apply choreographic strategies. In parallel, her artistic practice explores film's capacity to construct movements and gestures, in addition to the links held between the former and the spoken word. Her blog is: http://stephanie.herfeld.over-blog.com.

Claudia Kappenberg is a performance and media artist and Course leader for the MA Performance and Visual Practices at the University of Brighton, UK. She is Co-founder of *The International Journal of Screendance* and heads the Anglo-American Screendance Network. Her writing has been published in, for example, *The International Journal of Performance Arts and Digital Media* and *Anarchic Dance* (Routledge, 2006). Drawing on a background in dance and visual arts her performed work borrows from the everyday, recycles and remakes, to create minimal dances and poetic, absurdist rituals. The work comprises live site-specific events as well as single screen work and screen-based installations and has been shown across Europe, the US and the Middle East, most recently 'Slow Races', De La Warr Pavilion, Bexhill UK; 'All human beings are born useless and equal in uselessness' (2014), University of Brighton,]Performance Space[London, Body festival Bath, and Leeds University; 'Difference between one who knows and one who undergoes' (2013), Vogelfrei, Darmstadt, Germany; and Royal Pleasures (2012), a collaboration with White Market for Kunsttreffpunkt, Damstadt, Germany.

Paulina Ruiz Carballido was born in Oaxaca, Mexico and is currently based in Paris, France. She is a multidisciplinary artist (dance, performance art, video, choreography, and dance studies) and holds an undergraduate degree in dance from l'Universidad de las Américas Pueblas (Mexico) as well as a postgraduate degree in dance theory and research from l'Université Paris 8 (France) where her master's thesis focused on the screen as choreographic space. Her interests include, collective performance, poetics of the body, the human condition, and transdisciplinary kinaesthetic interactions between art, science, technology, nature, and society. Her own works of choreography and screendance have been screened nationally and internationally at festivals throughout Latin America, Canada, and Europe. Ruiz Carballido has collaborated with the Festival Itinerante de Videodanza Agite y Sirva (Mexico) since 2009. She also organizes videodance workshops and choreographic laboratories with the collective V.I.D.D.A (France) and is a member of 'Sweet and Tender Collaborations', an artist-led initiative that focuses on collaborative production models. See paulinarucarba.yolasite. com and agiteysirva.com.

Gabriela Tropia BA (Hons), MA PGCLTHE, is a Brazilian dance filmmaker and lecturer. She originally studied dance at Unicamp, Brazil, before moving to London to undertake an MA in Dance for Screen at the London Contemporary Dance School. Her debut film, *A prova d'água*, was selected for the Brazilian One-Minute Film Festival and her videodance works have featured in several screenings in Brazil, Europe, the United States, and Singapore. She directed the short *Units of Action*, which has toured more than 20 countries, including the Live Screen event at Sadler's Wells in London, and is available on the Videodance Mercosur Circuit DVD. Gabriela has also published an article in *Terpsichore in zeros and ones* edited by Silvina Szperling. She currently works as a Lecturer in Videodance at London Contemporary Dance School and has just completed her Postgraduate Certificate in Learning and Teaching in Higher Education, becoming a Fellow of the UK Higher Education Academy.

Sophie Walon holds a Master's degree in film studies and philosophy from the Ecole Normale Supérieure de Lyon (France), a Screen Media and Cultures Master of Philosophy from Cambridge University (UK), as well as a Master of Aesthetics from Oxford University (UK). Between 2011 and 2012, she was a correspondent for *Le Monde* newspaper's printed and online film section. Walon is currently a PhD candidate at the Ecole Normale Supérieure de Paris where she also teaches film studies. Under the direction of Jean-Loup Bourget (ENS Paris) and Isabelle Launay (Paris 8), her doctoral research is focused on the body and sensations in experimental dance films. She is also interested in the new generation of experimental French cinema and has published a number of articles on this topic. Her research has appeared in print and electronic journals in France, the UK, and the United States.

CONTRIBUTEURS

June Allen est une artiste plasticienne travaillant dans les domaines de la vidéo, de la performance, du dessin, de la photographie et de la peinture. En plus de travailler dans ces medias, sa recherche esthétique et ses écrits sont également centrés sur ces formes d'art. Ses sujets de recherche incluent : les rituels ordinaires, l'abandon et le maintien au sein du processus créatif, la perception subjective du temps dans le processus de la création artistique, l'usage symbolique du cercle, les usages du flou, et la grille et sa dissolution. Son travail est régulièrement présenté en Europe et en Amérique du Nord. Elle est un membre permanent du groupe de recherche « Laboratoire du Geste », affilié à la Sorbonne. Allen enseigne actuellement à l'Ecole Nationale Supérieure des Beaux-Arts de Paris, de même qu'à l'Ecole du Louvre. Elle traduit également des documents Français-Anglais sur l'esthétique. Originaire des Etats-Unis, Allen est basée à Paris depuis quinze ans.

Clotilde Amprimoz est spécialisée dans les domaines de la danse contemporaine, du cinéma et de la musique. Elle crée et collabore à des chorégraphies et des films depuis 2001. Elle a effectué ses recherches interdisciplinaires de premier et de second cycles en histoire, en histoire de l'art, et en spectacle vivant (Paris 1, Paris 8, EHESS). En parallèle à ses études, elle a continué à collaborer avec diverses compagnies de danse (Cie. des Prairies, Association Fin novembre, le Centre Chorégraphique National de Caen/Fattoumi-Lamoureux), le Centre Pompidou, le Centre National de la Danse. En 2009, elle a fondé à Clermont-Ferrand « ChoréACtif », une association dédiée à la création interdisciplinaires, pour laquelle elle développe des projets et des collaborations artistiques dans la région Auvergne et au-delà.

Franck Boulègue (co-directeur du livre) est critique de cinéma et artiste dans le domaine de la vidéo-danse. Diplômé de l'Institut d'Etudes Politiques de Lyon (Sciences Po Lyon), il s'appuie régulièrement sur sa formation en sciences-sociales afin de nourrir ses analyses de films pour diverses publications anglophones et francophones. Ses principaux domaines de recherche incluent les films de David Lynch, la vidéo-danse, ainsi que diverses autres formes de cinéma expérimental. Il a été invité à intervenir sur le cinéma à l'Ecole Normale Supérieure (ENS) de Lyon, à l'Université de Bourgogne, à la Hong Kong Academy for Performing Arts, ainsi que pour un séminaire à l'Ecole des Hautes Etudes en Sciences Sociales (EHESS) à Paris. Depuis 2005, Boulègue a souvent publié au sein de la revue *Eclipses* (Université de Caen), pour laquelle il a notamment travaillé sur les filmographies de Chris Marker, Sidney Lumet et Michael Powell, parmi d'autres. Son dernier article, consacré à Busby Berkeley, doit bientôt paraître dans les pages de la revue *Positif*. Il a également réalisé et monté plus de dix films de danse, créés en collaboration avec Marisa C. Hayes, qui sont régulièrement sélectionnés par divers festivals internationaux ainsi que par d'autres institutions. Quatre de ces court-métrages ont intégré la collection du Centre National de la Danse (CND) en 2013. En plus d'un premier cycle d'études en sciences politiques, Boulègue a également étudié la communication à l'Université de Liverpool. Il prépare actuellement sa recherche doctorale sur la notion de spectralité en vidéo-danse. Il travaille d'autre part à la rédaction d'une monographie sur *Twin Peaks* pour « Intellect Press » (publication à l'automne 2015).

Marion Carrot Après avoir obtenu un Master en Cinéma à l'E.N.S. Louis-Lumière en 2010, Marion Carrot travaille dans le milieu de la production audiovisuelle. Elle réalise en parallèle plusieurs captations ainsi que des films documentaires, collaborant notamment avec les Rencontres Chorégraphiques Internationales de Seine-Saint-Denis. Passionnée de danse, elle entame des recherches doctorales en 2012 à l'Université Paris-8, sous la direction de Patrick Louguet, professeur en études cinématographiques, et d'Isabelle Launay, professeur en études en danse. Ses recherches portent sur la composition chorégraphique dans le cinéma muet. Elles visent à définir quelles images des corps en mouvement sont supportées par la gestuelle des acteurs, et à renouveler la notion de narration cinématographique, en analysant la lecture perceptive des images faite par le spectateur lors de son expérience haptique et empathique du film. Marion Carrot intervient régulièrement sur les liens entre danse et cinéma lors de colloques ou de festivals (Centre National de la Danse à Pantin, Centre National de Danse Contemporaine d'Angers, Festival International de Vidéo Danse de Bourgogne, Institute of English Studies à Londres…) ; elle publie en outre dans la revue *Recherches en Danse* et sur le blog *Screendance Studies*.

Mariann Gaál est chorégraphe, réalisatrice de films de danse, et professeur de danse contemporaine. Née à Budapest, elle est diplômée de la Rotterdamse Dansacademie (2002). Elle est actuellement professeur à l'Académie Hongroise de Danse et chorégraphe indépendante, travaillant tout à la fois en Hongrie et à l'étranger. Elle est un membre DLA de l'Université du Théâtre et du Cinéma à Budapest où ses recherches portent sur la vidéo-danse. Ses propres œuvres en vidéo-danse ont été plusieurs fois récompensées. Elles incluent *Barbakán* (2008), *Remembering* (2010) et *Inside* (2012).

Tim Glenn enseigne à la Florida State University. Ancien interprète de la Nikolais & Murray Louis Dance Company, il enseigne la danse moderne influencée par cette philosophie et méthode. Il anime également des cours en vidéo 3D ainsi que des projections scéniques. En tant que vidéaste pour le projet de préservation du répertoire de la Paul Taylor Dance Company durant près d'une décennie, il a documenté plus de trente-cinq œuvres majeures de Taylor, et a joué le rôle, entre 2001 et 2005, de Directeur Technique pour le National Center for Choreography. Les projets de Glenn en relation avec les médias incluent ChoreVideo.com et DanceDocumentation.com. Influencé par son mentor Alwin Nikolais, Glenn s'intéresse au design scénique, à la chorégraphie, aux projections vidéo et à l'élaboration de costumes. Chorégraphe depuis 1987, le répertoire de Glenn a été interprété au niveau international au Japon, en Espagne et aux Pays-Bas. Il a reçu sa maitrise universitaire à l'Ohio State University, où il a travaillé pour le département de la danse ainsi que pour l'ACCAD (Advanced Computing Center for the Arts and Design). Il est également diplômé de l'University of Wisconsin – Madison (danse et chorégraphie / arts et technologie) où il a enseigné la danse et l'improvisation. Pour davantage d'informations, consulter www.timglenn.us.

Marisa C. Hayes (co-directrice du livre) est chercheuse et artiste interdisciplinaire. Elle a co-fondé et co-dirige le Festival International de Vidéo Danse de Bourgogne, une plateforme annuelle consacrée à la vidéo-danse. Le Conseil Régional de Bourgogne l'a nommée Ambassadrice Culturelle à Hong Kong en 2011 et elle est récemment devenue représentante de « l'European Cultural Parliament ». Hayes contribue régulièrement à des journaux de recherche et à des livres - sur l'histoire de la danse, la vidéo-danse et le cinéma - publiés par Intellect Press, Oxford University Press, the Society of Dance History Scholars, et par la Biennale nationale de danse. Elle collabore souvent avec Franck Boulègue à la création de spectacles vivants et de vidéo-danses, pour leur compagnie

Body Cinéma, qui a exposé ses œuvres et a donné des représentations dans plus de 20 pays à travers le monde. Hayes a reçu des prix et des bourses pour son travail de la part de la Fulbright Foundation, du CEC Arts Link New York, du New York Theatre Communications Group, de la New York Dance Films Association (prix Susan Braun), et de Pentacle Movement Media. Elle anime des conférences et des stages en France ainsi qu'à l'étranger sur la danse et la vidéo-danse auprès d'Universités, de conservatoires, de festivals et d'institutions diverses à travers l'Europe, l'Amérique du Nord et l'Asie. Ses recherches actuelles dans le domaine de la vidéo-danse portent sur la démultiplication du corps, l'autoportrait, ainsi que sur les questions liées aux collaborations et aux modes de travail collectif en cinéma.

Stéphanie Herfeld est vidéaste et chercheuse indépendante. Elle a étudié les arts plastiques au Central Saint Martins College of Art and Design à Londres, et elle a un master mention « Art et langage » de l'Ecole des Hautes Etudes en Sciences Sociales. Ses recherches portent sur les mouvements de l'image fixe et mobile, et sur l'histoire des images mouvantes qui impliquent le corps dansant ou/et qui mettent en œuvre des stratégies chorégraphiques. Parallèlement, sa pratique explore la capacité du film à construire des mouvements et des gestes ainsi que le lien que ceux-ci peuvent entretenir avec la parole : http://stephanie.herfeld.over-blog.com

Claudia Kappenberg est artiste en performance et en média ainsi que directrice de programme pour le MA « Performance and Visual Practices » à l'University of Brighton, Royaume-Uni. Elle est la co-fondatrice de *The International Journal of Screendance* et elle dirige le « Screendance Network » anglo-américain. Ses écrits ont été publiés, par exemple, dans *The International Journal of Performance Arts and Digital Media* et *Anarchic Dance* (Routledge, 2006). S'appuyant sur une formation en danse et en arts plastiques, son travail emprunte au quotidien, recycle et recrée, afin d'inventer des danses minimalistes et poétique, des rituels absurdistes. Ce travail comprend des événements in-situ, de même que des œuvres pour écran et des installations, et a été exposé à travers l'Europe, les Etats-Unis et le Moyen-Orient – dont récemment : « Slow Races », De La Warr Pavillon, Bexhill, Royaume-Uni ; « All human beings are born useless and equal in uselessness » (2014), University of Brighton,]Performance Space[London, Body festival Bath, et Leeds University ; « Difference between one who knows and one who undergoes » (2013), Vogelfrei, Darmstadt, Allemagne ; et « Royal Pleasures » (2012), une collaboration avec le White Market for Kunsttreffpunkt, Damstadt, Allemagne.

Paulina Ruiz Carballido est née à Oaxaca, au Mexique. Elle réside actuellement à Paris. Elle est artiste multidisciplinaire (danseuse, performeuse, vidéaste, chorégraphe et chercheuse en danse). Titulaire d'une licence en Danse (2009) de l'Universidad de las Américas Puebla au Mexique, elle possède également un Master de Théorie et Recherche en Danse (2013) de l'Université Paris 8, au sujet de « L'écran comme espace chorégraphique ». Ruiz Carballido s'intéresse à la création scénique collective autour de la poétique du corps, à la condition humaine et aux interactions kinesthésiques transdisciplinaires entre art, science, technologie, nature et société. Son travail chorégraphique et en vidéo-danse a été présenté dans des festivals nationaux et internationaux en Amérique Latine, au Canada et à travers l'Europe. Depuis 2009, Ruiz Carballido collabore artistiquement avec le « Festival Itinérante de Videodanza Agite y Sirva » (Mexique). Ruiz Carballido est également en charge de l'organisation d'ateliers de vidéo-danse et des laboratoires chorégraphiques organisés par l'association Collectif V.I.D.D.A en France. Elle est membre de « Sweet & Tender Collaborations », une initiative dirigée par des artistes, qui accentue les formes de fonctionnement collaboratif. Voir www.paulinarucarba.yolasite.com et www.agiteysirva.com.

Gabriela Tropia (BA avec honneurs, MA PGCLTHE) est une réalisatrice de films de danse et enseignante brésilienne. Elle a d'abord étudié la danse à Unicamp, au Brésil, avant de s'installer à Londres afin de poursuivre un MA en « Dance for Screen » à la London Contemporary Dance School. Son premier film, *A prova d'água*, a été sélectionné pour le Brazilian One-Minute Film Festival et ses œuvres en vidéo-danse ont été incluses au sein de multiples projections au Brésil, en Europe, aux Etats-Unis et à Singapour. Elle a réalisé le court-métrage *Units of Action*, qui a tourné dans plus de 20 pays, incluant l'événement « Live Screen » au Sadler's Wells à Londres, et qui est disponible sur le DVD « Videodance Mercosur Circuit ». Tropia a publié un article dans *Terpsichore in zeros and ones*, sous la direction de Silvina Szperling. Elle travaille actuellement en tant qu'enseignante en vidéo-danse à la London Contemporary Dance School et elle vient d'achever son certificat de maitrise en « Learning and Teaching in Higher Education », devenant membre de la « UK Higher Education Academy ».

Sophie Walon Ancienne élève de l'Ecole Normale Supérieure de Lyon (Master 2 en philosophie et en études cinématographiques), Sophie Walon a ensuite étudié à l'université de Cambridge (Screen Media and Cultures

M.Phil) puis à l'université d'Oxford (Film Aesthetics Mst). Walon a aussi écrit de nombreux articles pour la rubrique cinéma du journal *Le Monde* et Le Monde.fr en 2011 et 2012. Depuis septembre 2012, elle est doctorante et chargée d'enseignements en études cinématographiques à l'École Normale Supérieure de Paris sous la direction de Jean-Loup Bourget (ENS Paris) et d'Isabelle Launay (Paris 8). Ses recherches doctorales portent sur le corps et les sensations dans les films de danse expérimentaux. Elle s'intéresse par ailleurs beaucoup au jeune cinéma français sur lequel elle a publié plusieurs articles. Ses recherches ont été publiées par diverses publications en France, aux Etats-Unis et au Royaume-Uni.